神经内科疑难罕见病例精选

——2022苏州大学附属第二医院神经内科病例

主编　刘春风　曹勇军　毛成洁

U0396088

苏州大学出版社

图书在版编目（CIP）数据

神经内科疑难罕见病例精选:2022 苏州大学附属第
二医院神经内科病例／刘春风，曹勇军，毛成洁主编
. --苏州:苏州大学出版社,2023.12
ISBN 978-7-5672-4579-2

Ⅰ.①神… Ⅱ.①刘… ②曹… ③毛… Ⅲ.①神经系
统疾病-疑难病-病案 Ⅳ.①R741

中国国家版本馆 CIP 数据核字（2023）第 210739 号

Shenjing Neike Yinan Hanjian Bingli Jingxuan
——2022 Suzhou Daxue Fushu Di-er Yiyuan Shenjing Neike Bingli

书　　名	神经内科疑难罕见病例精选 ——2022 苏州大学附属第二医院神经内科病例
主　　编	刘春风　曹勇军　毛成洁
责任编辑	吴　钰
助理编辑	王明晖
出版发行	苏州大学出版社（Soochow University Press）
社　　址	苏州市十梓街 1 号　邮编：215006
印　　装	苏州工业园区美柯乐制版印务有限责任公司
网　　址	www. sudapress. com
邮　　箱	sdcbs@ suda. edu. cn
邮购热线	0512-67480030
开　　本	700 mm×1 000 mm　1/16　印张：8　字数：136 千
版　　次	2023 年 12 月第 1 版
印　　次	2023 年 12 月第 1 次印刷
书　　号	ISBN 978-7-5672-4579-2
定　　价	65.00 元

编写人员名单

主　　编　刘春风　曹勇军　毛成洁

副 主 编　李　洁　肖国栋　陈　静
　　　　　罗蔚锋　胡伟东

编写秘书　庄　圣

编写人员（按姓氏笔画排序）

王　瑞	王辰涛	王怀舜	王普之	尤寿江
毛成洁	石际俊	庄　圣	刘春风	闫家辉
李　向	李　凯	李　洁	肖国栋	邹　蓉
汪东兴	张　霞	张金茹	张艳林	陈　静
罗蔚锋	金　宏	胡伟东	侯　杰	顾晗滢
徐加平	徐莹莹	徐晓东	郭成伟	郭志良
黄志超	曹勇军	曹钰兰	程筱雨	温仲民
楚　冰	熊康平	戴永萍		

（以上编写人员单位均为苏州大学附属第二医院）

前 言

随着神经疾病亚专科诊治水平的发展,越来越多的疑难杂症被我们认识,全面系统解析某些神经系统疑难危重病例的个体化诊疗过程对于青年医生锻炼临床思维、提高诊疗能力的意义不言而喻。通过深入解读一则疑难病例,我们可以"窥一斑而知全豹"——系统地了解相关疾病诊治的最新进展,此类病例诊治的分享活动也成为构建神经内科医生知识体系的良好契机。此外,尽管日新月异的现代诊疗技术发展为疑难病例诊治打开了窗口,但作为神经内科青年医生,更应该重视传统的病史采集、临床症状的识别和规范的体格检查,在思辨中推理和演绎,感受经典神经内科的魅力,这也是我们编写本书的初衷。

自 2012 年起,借助苏州市医学会神经病学分会的平台,我们组织了一系列苏州市神经内科的疑难病例交流会,取得了很好的反响。随着科室规模的扩大和亚专科的发展,科室也开始进行类似活动,如今每周固定的科内疑难病例讨论提高了广大医生的临床诊治能力。2021 年,我们将科室年终病例汇报的典型病例编撰成文并出版,受到了神经内科同道的广泛关注。2022 年,我们通过举办每季度的"神话姑苏"系列疑难病例讨论沙龙,为神经内科同道提供了思维碰撞的平台,旨在不断积累与提高神经系统疑难罕见疾病的诊治经验和能力。通过整理与讨论,我们最终遴选了过去一年中最具代表性的 14 则疑难病例纳入本书。在编写过程中,我们始终着眼于神经系统疑难罕见病例的分析思辨过程,由浅入深,由点到面,对诊治中的重点、难点和要点进行分析和综述。

尽管我们对所选病例做了认真梳理,力求向读者完整地展示每一则病例背后的诊治流程,但由于神经疾病诊疗的复杂性、编者知识水平的局限性和理解角度的差异性,内容可能存在一些不足。我们恳切希望广大读者提出宝贵意见和建议,助推神经系统疑难罕见疾病的诊治更上一层楼。

最后,衷心感谢为本书编写做出贡献和提供支持的科室同道、研究生和苏州大学出版社的编辑们,再次向你们表示诚挚的谢意!

刘春风　曹勇军　毛成洁

2023 年 10 月 6 日

于苏州大学附属第二医院

目 录

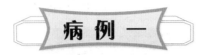

表现为双侧面神经丘综合征的卵圆孔未闭相关性卒中

　　后循环卒中常导致各种多变的临床症状,例如交叉性瘫痪、眼球运动异常、脑神经核性麻痹等。其中,病变累及脑桥被盖部可表现为眼球外展运动障碍、同侧周围性面瘫及眼球震颤,称之为面神经丘综合征,亦属于"一个半综合征"的变异型。现报道1例因卵圆孔未闭致后循环反常栓塞,临床表现为双侧面神经丘综合征的病例,旨在进一步提高临床医生对于后循环解剖及卒中少见病因的认识。

临床资料

一、一般资料

　　患者男性,55岁,因"突发眩晕伴视物成双3天"于2022年4月6日就诊于苏州大学附属第二医院神经内科急诊。患者4月3日搬运重物后突发头晕,伴视物旋转,随后出现视物成双,有恶心,未呕吐,当日夜间自觉闭眼困难及咀嚼食物费力,休息后未缓解,无口齿不清,无肢体无力,无吞咽困难、饮水呛咳,至当地医院完善头颅 CT 未见异常,3天后至我科急诊就诊。患者既往有高血压病史1年,口服苯磺酸氨氯地平 2.5 mg qd,血压控制尚可;有哮喘病史20余年,控制效果一般。否认吸烟、饮酒史。否认发热、腹泻等前驱感染史。急诊查体:神志清楚,双瞳直径 2.5 mm,对光反射灵敏,双眼左右方向水平凝视麻痹(图1-1),水平方向头眼反射阴性,会聚功能保留,第一眼位无眼震,甩头试验阴性,双眼向上凝视可见上跳性眼震,双侧鼻唇沟浅,双眼闭目无力,左侧为著,贝尔(Bell)征阳性。双侧面部浅感觉对称,伸舌居中,构音欠清,四肢肌力5级,肢体深浅感觉对称存在,左上肢指鼻试验完成欠佳,双侧巴宾斯基(Babinski)征阴性。心律齐,无杂音,肺部听诊无异常。

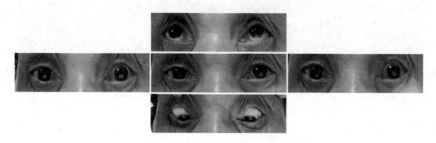

图 1-1　患者颅神经查体

二、辅助检查

入院后完善相关实验室检查,血常规、肝肾功能、同型半胱氨酸、甲状腺功能三项、肿瘤标志物、维生素 B_{12}、叶酸、糖化血红蛋白、输血前检查(乙肝五项、梅毒螺旋体、HIV)、自身抗体初筛、抗心磷脂抗体、抗中性粒细胞胞质抗体(ANCA)、红细胞沉降率均未见异常。头颅 MRI 平扫提示右侧桥臂(图 1-2A,三角箭头)、双侧脑桥被盖部后部 DWI 高信号(图 1-2A,细箭头),ADC 低信号,考虑新发梗死。T2 及 FLAIR 序列未见明显脱髓鞘病变。头颈部 CTA 未见明显基底动脉及其他大血管狭窄(图 1-2B)。考虑患者发病前从事重物搬运活动,遂完善经颅多普勒发泡试验,平静呼吸时 20 s 内可见较多异常微栓子信号出现,Valsalva 动作时可见大量"雨帘状"栓子。经胸心脏超声、24 小时动态心电图、上下肢血管超声均无异常。经食管超声心动图联合右心声学造影可见房间隔中段原发隔和继发隔呈隧道状,卵圆孔高度约 1 mm,隧道长 12.6 mm;右心声学造影可见静息状态下左心明显气泡回声,腹部加压后见大量右心房向左心房分流(图 1-2C,粗箭头),提示卵圆孔未闭(patent foramen ovale,PFO)。腰椎穿刺压力 130 mmH_2O(1 mmH_2O ≈ 9.807 Pa),脑脊液常规、生化、墨汁染色均未见异常,同步送检脑脊液及血清寡克隆带、中枢神经系统脱髓鞘检查结果阴性。

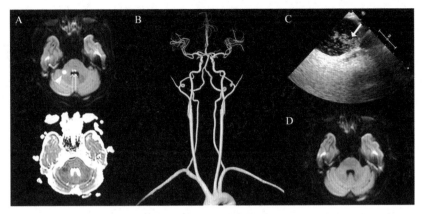

图 1-2　患者头颅 MRI、CTA 及经食管超声心动图检查情况

三、诊断与鉴别诊断

从症状入手,水平凝视麻痹、前庭眼反射阴性,提示病变定位于双侧内侧纵束(medial longitudinal fasciculus,MLF)、展神经核;患者会聚功能保留,提示中脑水平未受累;双侧周围性面瘫,定位于双侧面神经核性损害;左侧共济完成差,定位于左侧小脑半球或小脑-脑桥联络纤维。患者急性起病,否认前驱感染,有一定诱发因素,定性诊断考虑血管性疾病,首先考虑缺血性脑梗死,炎性疾病待排。因本例患者起病时有重物搬运史,且既往传统心脑血管病危险因素不多,卒中病因需首先排查心源性,其次需考虑其他少见病因,故 TOAST 分型暂考虑为心源性,OSCP 分型为后循环。另外,本例患者中脑桥被盖部对称性病变需注意与多发性硬化等中枢神经系统脱髓鞘疾病(如视神经脊髓炎谱系病、干燥综合征累及中枢等)相鉴别。但多发性硬化或其他脱髓鞘疾病起病通常不如血管病迅速,且前者有一定时间空间多发性。本例患者发病即达高峰,MRI 无明显其他白质脱髓鞘病变证据,住院期间送检脑脊液常规、生化、寡克隆带及脱髓鞘相关抗体均为阴性,因此暂不考虑多发性硬化等中枢神经系统脱髓鞘疾病。

四、治疗

本例患者住院期间给予阿司匹林 100 mg、氯吡格雷 75 mg 抗血小板治疗,阿加曲班 10 mg 抗凝治疗,同时予尤瑞克林、丁基苯酞改善侧支循环。7 天后转入心血管内科行卵圆孔封堵术,手术顺利。

五、治疗结果、随访及转归

出院 1 个月后随访，患者眼球水平活动较前改善，仍遗留双侧面瘫，无头晕，无行走不稳，mRS 评分 2 分。随访头颅 MRI 可见被盖部软化灶，未见新发病灶（图 1-2D）。

讨 论

眩晕是神经内科门急诊最常见的症状，如何在急性前庭综合征的患者中识别出脑卒中等恶性眩晕的病因是其首要任务，但完全依赖磁共振等影像学检查进行诊断可能延误早期治疗，甚至造成严重后果。HINTS 检查手法是一种快速识别潜在卒中风险的床旁检查手法，内容包括水平甩头试验（head impulse）、眼震方向观察（nystagmus）及眼偏斜反应（test of skew），是早期识别中枢病变最为有效的方法，且敏感性高于 MRI。本例患者以眩晕起病，水平甩头试验阴性、存在垂直方向的凝视诱发眼震，高度提示病变来源于中枢而非外周前庭。此外，本例患者尚存在其他核性损害，如眼球水平运动受累、双侧面瘫等，进一步支持了其眩晕为恶性中枢性眩晕。

展神经核或脑桥旁正中网状结构及其相邻的 MLF 受累时，可出现经典的脑桥被盖部综合征——一个半综合征（one-and-a-half syndrome），即同侧凝视麻痹和核间性眼肌麻痹（internuclear ophthalmoplegia，INO）。在一个半综合征基础上，同时累及其他邻近颅神经时可衍生出多种"一个半叠加综合征"（one-and-a-half plus syndrome）。例如，当病变同时累及第七对颅神经时，可表现为面瘫伴有一个半综合征的表现，称为"$7 + 1\frac{1}{2}$"综合征，又名"八个半综合征"。这一相关的临床综合征所对应的解剖病变定位于脑桥被盖部背侧、第四脑室底部，即面神经丘（facial colliculus）的解剖结构。面神经丘的组成部分包括外展神经核（含外展神经和 MLF）和面神经膝部（图 1-3），当此结构出现双侧同时受累时，可表现为双侧八个半综合征或称"十六个综合征"，是一种罕见的后循环卒中。从临床解剖角度而言，我们推测本例患者水平凝视麻痹系双侧 INO 与外展神经核受累所致，双侧面瘫则是由于病变影响了双侧面神经的膝部。从发病机制而言，本例患者无明显大血管狭窄证据，而搬运重物时的

Valsalva 动作可导致胸腔内压增大、加重潜在心内分流,导致微栓子进入左心系统。从供血区域而言,脑桥背侧结构可由脑桥旁正中动脉穿向双侧供血,进入椎-基底动脉系统的栓子从这一途径而来,阻塞了旁中央动脉穿支及右侧小脑前下动脉外侧分支,导致面神经丘及右侧桥臂的梗死。

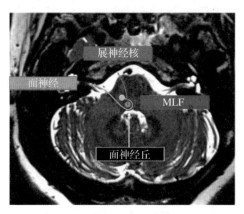

图 1-3　面神经丘解剖结构示意图

此外,在本病例中我们还观察到了垂直方向的上跳性眼震,这一体征可出现于 MLF 或腹侧被盖束(ventral tegmental tract,VTT)受损。MLF 主要影响眼球垂直方向尤其是向下的运动速度,故 MLF 受累时可出现代偿性的上跳性眼震。另外,双侧 MLF 受累导致的 INO 更易出现凝视诱发的上跳性眼震,而在第一眼位时通常并不出现,这也与本例患者的症状类似。VTT 主要从前庭上神经核发出,但其受损所致的上跳性眼震大多见于腹侧被盖部或上位脑干基底部背侧的较大病变,而非本例患者脑桥背侧的小病灶。综上而言,本例患者垂直方向的上跳性眼震主要考虑与 MLF 受累相关。

对于 MRI 提示脑桥背侧的病变,需要与中枢神经系统脱髓鞘疾病,尤其是多发性硬化相鉴别,其他病因还有感染、肿瘤、中毒等。对于年轻患者、双侧病变者,病因主要为多发性硬化,而脑血管疾病多为单侧发病,患者年龄普遍大于 60 岁。本例患者虽为双侧病变,但存在其他病灶,且起病形式符合血管病,经心超检查发现 PFO,且寡克隆带及中枢神经系统脱髓鞘相关检测为阴性,故仍考虑血管性病因。

在本例患者的卒中诊疗中,首先,其病因属于不明原因的栓塞性卒中(ESUS)。一篇发表在 *Stroke* 的研究结果显示,在 ASTRAL、LASTRO、雅典卒中登记队列的 455 例 ESUS 患者中,有 184 例最终诊断为 PFO。其次,对于高度怀疑反常栓塞的患者,推荐使用反常栓塞评分(RoPE 评分)对 PFO 相关卒中风险进行评估(表 1-1)。

表 1-1   反常栓塞评分(RoPE 评分)

评分项目	得分
无高血压病史	1
无糖尿病病史	1
无卒中、短暂性脑缺血发作病史	1
无吸烟史	1
皮层梗死	1
年龄 18～29 岁	5
30～39 岁	4
40～49 岁	3
50～59 岁	2
60～69 岁	1
≥70 岁	0

RoPE 评分得分 >6 分提示与 PFO 相关可能性大(62% 以上)。本例患者 RoPE 评分虽然只有 5 分,但其 MRI 特点及起病形式仍提示与 PFO 高度相关,因此治疗上需对 PFO 进行积极处理。本例患者隧道长 12.6 mm,属于复杂型 PFO(隧道长度 >8 mm),且存在大量右向左分流,经仔细筛查未发现其他卒中病因,因此根据指南推荐行导管封堵 PFO 术(I 类,A 级)。对于选择单纯药物治疗而不愿意接受 PFO 封堵术的患者,指南指出抗凝药并不优于抗血小板药物治疗,因此可采用抗凝或抗血小板治疗进行二级预防。

总　结

综上,双侧面神经丘综合征或"十六个综合征"是后循环梗死中罕见的临床表现,具有重要的定位价值。当临床中出现双侧脑桥被盖部受累时,需注意与脑血管病及多发性硬化进行鉴别。对于不明原因的栓塞性卒中,需仔细排查 PFO,并结合个体化情况进行分析,制定合适的诊疗策略。

（庄圣　王瑞　汪东兴　楚冰　温仲民　毛成洁　曹勇军）

【参考文献】

[1] KATTAH J C, TALKAD A V, WANG D Z, et al. HINTS to diagnose stroke in the acute vestibular syndrome: three-step bedside oculomotor examination more sensitive than early MRI diffusion-weighted imaging[J]. Stroke, 2009, 40(11): 3504 - 3510.

[2] EGGENBERGER E. Eight-and-a-half syndrome: one-and-a-half syndrome plus cranial nerve Ⅶ palsy[J]. J Neuroophthalmol, 1998, 18(2): 114 - 116.

[3] GREEN K E, RASTALL D, EGGENBERGER E R. Eight syndrome: Horizontal gaze palsy plus ipsilateral seventh nerve palsy[J]. J Neuroophthalmol, 2018, 38(3): 347 - 349.

[4] CONNORS R, NGAN V, HOWARD J. A case of complete lateral gaze paralysis and facial diplegia: the 16 syndrome[J]. J Neuroophthalmol, 2013, 33(1): 69 - 70.

[5] EVANS M R, WEEKS R A. Putting pontine anatomy into clinical practice: the 16 syndrome[J]. Pract Neurol, 2016, 16(6): 484 - 487.

[6] LEE H, DE KORT P. 16 syndrome in a patient with multiple sclerosis[J]. J Neuroophthalmol, 2013, 33(2): 203 - 204.

[7] 李小艳, 鲍雨枫, 刘志蓉, 等. 脑桥背盖部梗死致双眼水平凝视障碍伴双侧面瘫1例[J]. 中华神经科杂志, 2022, 55(8): 872 - 876.

[8] PIERROT-DESEILLIGNY C, MILEA D. Vertical nystagmus: clinical facts and hypotheses[J]. Brain, 2005, 128(Pt 6): 1237 - 1246.

[9] RANALLI P J, SHARPE J A. Vertical vestibulo-ocular reflex, smooth pursuit and eye-head tracking dysfunction in internuclear ophthalmoplegia[J]. Brain, 1988, 111 (Pt 6): 1299 - 1317.

[10] KIM H A, LEE H. Vertical gaze-evoked nystagmus and internuclear ophthalmoplegia as sole manifestations in paramedian pontine infarction[J]. Neurol Sci, 2014, 35(10): 1619 - 1621.

[11] FOK A, BARTON J. Teaching video neuroImage: Bilateral horizontal gaze palsies with vertical ocular dysmetria from a demyelinating lesion of the pontine tegmentum[J]. Neurology, 2021, 97(18): e1868 - e1869.

[12] MüRI R M, MEIENBERG O. The clinical spectrum of internuclear ophthalmoplegia in multiple sclerosis[J]. Arch Neurol, 1985, 42(9): 851 - 855.

[13] STRAMBO D, SIRIMARCO G, NANNONI S, et al. Embolic stroke of undetermined source and patent foramen ovale: Risk of paradoxical embolism score validation and atrial fibrillation prediction[J]. Stroke, 2021, 52(5): 1643 - 1652.

[14] 张玉顺, 蒋世良, 朱鲜阳. 卵圆孔未闭相关卒中预防中国专家指南[J]. 心脏杂志, 2021, 33(1): 1 - 10.

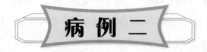

原发性抗磷脂综合征相关青年卒中

抗磷脂综合征(antiphospholipid syndrome，APS)是一种以反复血管性血栓事件、复发性自然流产、血小板减少等为主要临床表现的自身免疫病，部分患者可因脑血管事件首发就诊于神经内科。现报道1例在脑梗死静脉溶栓时间窗内以失语起病、多次发现单独部分凝血活酶时间(activated partial thromboplastin time，APTT)延长的青年患者，最终确诊原发性APS，予华法林抗凝后症状未再发，旨在拓宽临床医生对卒中少见病因的识别。

临床资料

一、一般资料

患者男性，41岁，因"突发言语不能伴右肢无力19小时"于2022年12月5日就诊于苏州大学附属第二医院神经内科。患者12月4日19时剧烈咳嗽后突发言语不能，伴右侧肢体无力，无法抬举。21时10分至当地医院，急诊查血常规、头颅CT未见异常，21时58分予人重组组织型纤溶酶原激活物(rt-PA)以0.9 mg/kg行静脉溶栓，22时48分外院凝血常规回报APTT 43.4 s(正常值23.3~32.5 s)，后停止静脉溶栓。患者4年前有右下肢浅静脉曲张静脉炎，行手术治疗。否认出凝血疾病病史，否认特殊药物用药史。入院查体：神志清楚，完全运动性失语，双瞳直径2.5 mm，对光反射灵敏，眼球运动到位，右侧鼻唇沟稍浅，伸舌右偏，右上肢肌力5ˉ级，其余肢体肌力5级，双侧深浅感觉对称，双侧Babinski征阴性。美国国立卫生研究院卒中量表(NIHSS)

评分 3 分。全身皮肤未见瘀点、瘀斑,心肺查体无异常。

二、辅助检查

入院第 2 天实验室检查:尿胆原(+++),尿胆红素(−)。生化:总胆红素 40.6 μmol/L(正常值 3.5~20.5 μmol/L),直接胆红素 12.1 μmol/L(正常值 0~6.8 μmol/L),间接胆红素 28.5 μmol/L(正常值 0~15.0 μmol/L),APTT 73.5 s(正常值 30.0~45.0 s)。血常规、肝肾功能、甲状腺功能、肿瘤标志物、维生素 B_{12}、叶酸、糖化血红蛋白、输血前检查(乙肝五项、梅毒螺旋体、HIV)未见异常。头颅 MRI 提示左侧额岛叶新发梗死(图 2-1)。完善经颅多普勒及发泡试验,结果为阴性,脑血管造影未见血管狭窄,经胸心脏超声、24 小时动态心电图、上下肢血管超声均无异常。入院后予阿司匹林 100 mg 抗血小板、阿托伐他汀 20 mg 稳定斑块,丁基苯酞促进侧支循环治疗。入院第 4 天复查凝血全套示 APTT 68.4 s,结合患者病程中多次 APTT 单独延长且入院后未使用抗凝相关药物,需考虑狼疮抗凝物或凝血因子抑制物存在,行 APTT 延长纠正试验,结果示 APTT 未能纠正。遂完善相关抗体检查,结果示抗心磷脂抗体 > 300 AU/mL(正常值 0~20.0 AU/mL),抗心磷脂抗体 IgG > 110 GPLU/mL(正常值 0~10.0 GPLU/mL),抗 β_2 糖蛋白 I 抗体 IgG > 200 AU/mL(正常值 0~20.0 AU/mL)。狼疮抗凝物初筛试验(LA1)结果为 90 s(正常值 31.0~44.0 s),狼疮抗凝物确定试验(LA2)结果为 37.2 s(正常值 30.0~38.0 s),LA1/LA2 为 2.42(正常值 0.80~1.20)。红细胞沉降率、ANCA、体液免疫、自身抗体初筛、抗人球蛋白试验(Coombs 试验)、酸溶血试验(Ham 试验)未见异常。出院后 12 周复诊,查抗心磷脂抗体 100 AU/mL,抗心磷脂抗体 IgG > 34 GPLU/mL,抗 β_2 糖蛋白 I 抗体 IgG > 25 AU/mL。

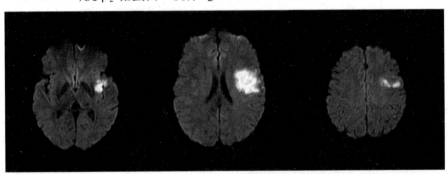

图 2-1　患者头颅 MRI(DWI)结果

三、诊断与鉴别诊断

患者系青年卒中,实验室凝血检查 APTT 单独延长,间隔 12 周的 2 次抗磷脂抗体谱阳性,自身抗体初筛阴性且无其他自身免疫病证据,最终诊断为原发性 APS 相关性脑梗死。本例患者的鉴别诊断主要围绕缺血性卒中的病因进行,根据 TOAST 分型,患者无吸烟、高脂血症、高血压、糖尿病等卒中危险因素,结合患者头颅 MRI 及血管情况,可排除大动脉粥样硬化型和小动脉闭塞型卒中。因此,本例患者病因鉴别主要为以下 3 点。① 心源性栓塞:本例患者咳嗽中起病,需考虑胸腔内压力变化所致栓塞事件,如 PFO 相关梗死、心房黏液瘤、肺动静脉瘘等。② 少见病因型:系统性疾病如系统性红斑狼疮、干燥综合征、复发性多软骨炎,血液系统疾病如真红细胞增多症、血小板增多症、易栓症(蛋白 C/蛋白 S 缺乏)、凝血因子 V Leiden 突变、血液系统肿瘤等。③ 不明原因型:如颈动脉蹼等其他隐源性卒中的潜在病因。

四、治疗

本例患者出院后予华法林 3.125 mg qd 口服抗凝治疗进行卒中二级预防,监测并调整国际标准化比值(INR)至 2.0~3.0,同时予甲泼尼龙 20 mg qd 口服续贯减量、羟氯喹 0.2 g bid 口服治疗 APS。同步进行语言功能康复训练。

五、治疗结果、随访及转归

1 个月后随访,患者言语功能明显改善,NIHSS 评分 0 分,改良的 Rankin 评分 0 分。3 个月内随访无血栓事件发生。

讨　论

APS 是一种少见的自身免疫性疾病,以反复血管性血栓事件、复发性自然流产、血小板减少为主要临床表现,同时伴有抗磷脂抗体谱持续中、高滴度阳性。根据病因可分为原发性 APS 和继发性 APS,后者常与系统性红斑狼疮、类风湿关节炎等结缔组织病相关。APS 的诊断目前主要依靠 2006 年悉尼修订的分类标准,本例患者符合 1 项临床标准(有客观影像学证据的颅内动脉血栓事件)及 3 项实验室标准(间隔 12 周的 2 次狼疮抗凝物、抗心磷脂抗体和抗 β₂ 糖蛋白 I 抗体阳性),暂无特异性风湿免疫病证据,诊断原发性 APS 明确。除此之外,本例患者有右下肢静脉曲张伴静脉炎病史,入院生化检查以间接胆红素升高为主,尿常规尿胆原阳性、尿胆红素阴性,需警惕溶血性贫血。浅静脉炎及溶血性贫血二者符合悉尼诊断标准中"分类标准外临床表现"这一概念。其他 APS 分类标准外临床表现还包括网状青斑、抗磷脂抗体相关肾脏病变、血小板减少等。尽管不作为主要诊断依据,但其与潜在血栓事件和疾病预后密切相关且存在辅助诊断价值,提示在临床实践中对于疑似 APS 的患者应从大内科角度进行多维度评估。

　　APS 患者的神经系统血栓症状主要表现为脑血管病,其中以动脉血栓引起的缺血性脑卒中和短暂性脑缺血发作最常见,静脉栓塞者表现为颅内静脉窦血栓。其他少见的神经系统症状还包括癫痫、认知障碍、舞蹈症、头痛、横贯性脊髓炎等,多与抗磷脂抗体相关的微血栓和炎症反应相关。在纳入 1 000 名 APS 患者的 Euro-Phospholipid 队列中,脑卒中和短暂性脑缺血发作的患病率分别为 20% 和 11%。另外,在脑卒中患者中,抗磷脂抗体阳性的检出率为 7%~15%,在 <45 岁的不明原因卒中患者中,这一比例可达 25%。与抗磷脂抗体阴性的卒中患者相比,阳性患者卒中发生风险增加近 5.5 倍。上述研究提示,APS 并不少见,早期诊断和识别对于 APS 相关卒中的预防尤为重要。在发病机制上,APS 导致卒中可能与抗磷脂抗体干扰内源性凝血途径或作用于内皮细胞等导致血小板异常活化、激活补体系统有关,进而诱发血栓形成。既往研究也发现,半数以上的 APS 相关卒中患者存在血管炎导致的颅内动脉狭窄或闭塞,提示炎性反应可能参与其中。本例患者经 DSA 等影像学评估未见明显血管狭窄,炎症指标水平正常,提示血管炎性相关机制在本例中可能并非主导。同时,需要注意的是本例 APS 患者在剧烈咳嗽中起病、以皮层缺损症状为主,尽管此次一系列心源性栓塞病因筛查未见异常,但 30% 的 APS 患者在病程中存在不同程度的瓣膜病变,即 APS 相关免疫复合物沉积与瓣膜继发纤维素-血小板栓子形成,导致瓣膜赘生物、瓣膜增厚和瓣膜反流等病理改变,引发血栓栓塞,因此在对该患者后续随访中尤其需密切评估心脏情况。

　　本例患者实验室检查结果中多次发现 APTT 单独延长也是诊断的突破口之一。APTT 延长常见的原因包括口服抗凝药物、凝血因子缺乏、存在狼疮抗凝物或凝血因子抑制物等。在本例患者中,尽管 rt-PA 可影响 APTT 活性,但溶栓治疗前和病程第4天APTT仍然延长,提示存在非药物性因素。后续通过APTT延长纠正试验(图2-2),对上述原因进行鉴别,为优先启动狼疮抗凝物筛查提供了依据。结合本例患者和指南推荐,临床上对于不明原因青年卒中,凝血检查意外发现APTT单独延长5 s以上,排除使用抗凝药物后应注意APS的筛查。另外,诊断APS的特征性标志物为抗磷脂抗体,其中主要包括抗心磷脂抗体、狼疮抗凝物和抗 $β_2$ 糖蛋白 I 抗体。研究显示,抗磷脂抗体的种类而非单一滴度升高是预测APS血栓再发风险的重要因素,以本例为代表的抗体"三阳"(抗心磷脂抗体、狼疮抗凝物和抗 $β_2$ 糖蛋白 I 抗体三者均阳性)患者复发风险最高,而男性同时又是APS血栓复发风险的独立危险因素。因此,尽管目前APS血栓再发风险无法精准预测,但考虑到患者后续治疗指导和管理,应积极推荐全面检测所有抗磷脂抗体。

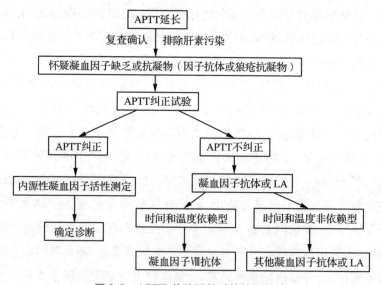

图2-2 APTT单独延长时的处理思路

治疗方面,抗凝治疗是预防APS血栓再发的关键。主要抗凝药物包括华法林、肝素和低分子肝素。根据2019年欧洲抗风湿病联盟关于成人血栓性APS的治疗推荐意见,对于首次发生动脉血栓的APS患者,推荐口服华法林并设定INR目标值为2.0~3.0进行二级预防。对于抗凝治疗期间复发或初次评估复发风险高危的患者,可调整INR目标值为3.0~4.0。对于新型口服抗凝药,仅考虑对有维生素K拮抗剂使用禁忌证或INR无法达标的APS患者使用。但是目前荟萃研究发现,与维生素K拮抗剂相比,单用新型口服抗凝药无法有效预防 APS 血栓事件,反而可能增加栓塞的风险。对于存在多种抗磷脂抗体阳性且滴度较高、发生动脉血栓事件的 APS 患者不应使用利伐沙班等新型口服抗凝药。本例患者存在男性、新发脑卒中、多种抗磷脂抗体阳性且滴度较高等多项危险因素,因此采用华法林进行达标治疗,后续随访无血栓事件发生,提示个体化的评估和有效干预对于降低 APS 复发风险至关重要。

总　结

原发性 APS 可以脑血管病为首发症状,神经科医生需同时关注大内科查体及血栓相关既往史的询问,以全面评估患者病情。对于出现不明原因的 APTT 单独延长的脑卒中患者,应注意排除狼疮抗凝物的存在,为 APS 诊断寻找蛛丝马迹。规范有效的抗凝治疗对于 APS 相关卒中的患者至关重要。

（徐加平　庄圣　蔡淋娟　陆曼莉　谢兰兰　曹威寅　曹勇军　张霞）

【参考文献】

［1］MIYAKIS S, LOCKSHIN M D, ATSUMI T, et al. International consensus statement on an update of the classification criteria for definite antiphospholipid syndrome（APS）［J］. J Thromb Haemost, 2006, 4(2)：295 – 306.

［2］赵久良,沈海丽,柴克霞,等. 抗磷脂综合征诊疗规范［J］. 中华内科杂志,2022, 61(9)：1000 – 1007.

［3］LEAL RATO M, BANDEIRA M, ROMÃO V C, et al. Neurologic Manifestations of the Antiphospholipid Syndrome—an Update［J］. Curr Neurol Neurosci Rep, 2021,21(8)： 41.

［4］CERVERA R, BOFFA M C, KHAMASHTA M A, et al. The Euro-Phospholipid project：epidemiology of the antiphospholipid syndrome in Europe［J］. Lupus, 2009,18(10)： 889 – 893.

［5］ANDREOLI L, CHIGHIZOLA C B, BANZATO A, et al. Estimated frequency of antiphospholipid antibodies in patients with pregnancy morbidity, stroke, myocardial infarction, and deep vein thrombosis：a critical review of the literature［J］. Arthritis Care Res (Hoboken), 2013, 65(11)：1869 – 1873.

［6］SCIASCIA S, SANNA G, KHAMASHTA M A, et al. The estimated frequency of antiphospholipid antibodies in young adults with cerebrovascular events：a systematic review

［J］. Ann Rheum Dis, 2015, 74(11): 2028 – 2033.

［7］刘畅, 赵金霞. 抗磷脂综合征相关血管病变的诊治进展［J］. 中华风湿病学杂志, 2021, 25(4): 277 – 282.

［8］中国研究型医院学会血栓与止血专委会. 活化部分凝血活酶时间延长混合血浆纠正试验操作流程及结果解读中国专家共识［J］. 中华检验医学杂志, 2021, 44(8): 690 – 697.

［9］ORTEL T L. Antiphospholipid syndrome: laboratory testing and diagnostic strategies［J］. Am J Hematol, 2012, 87(Suppl 1): S75 – S81.

［10］范洋溢, 陈辰, 刘洪江, 等. 抗磷脂综合征患者磷脂抗体外血栓的影响因素［J］. 中华医学杂志, 2021, 101(43): 3588 – 3593.

［11］HUANG Y, LIU H, QI W, et al. Sex Differences in Clinical Characteristics and Prognosis in Primary Thrombotic Antiphospholipid Syndrome［J］. Front Cardiovasc Med, 2022, 9: 895098.

［12］TEKTONIDOU M G, ANDREOLI L, LIMPER M, et al. EULAR recommendations for the management of antiphospholipid syndrome in adults［J］. Ann Rheum Dis, 2019, 78(10): 1296 – 1304.

［13］GIARRETTA I, AGENO W, DENTALI F. Lack of efficacy of direct oral anticoagulants compared to warfarin in antiphospholipid antibody syndrome［J］. Haematologica, 2022, 107(11): 2737 – 2741.

［14］BALA M M, CELINSKA-LOWENHOFF M, SZOT W, et al. Antiplatelet and anticoagulant agents for secondary prevention of stroke and other thromboembolic events in people with antiphospholipid syndrome［J］. Cochrane Database Syst Rev, 2020, 10(10): CD012169.

［15］ORDI-ROS J, SáEZ-COMET L, PéREZ-CONESA M, et al. Rivaroxaban Versus Vitamin K Antagonist in Antiphospholipid Syndrome: A Randomized Noninferiority Trial［J］. Ann Intern Med, 2019, 171(10): 685 – 694.

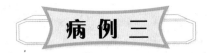

Takotsubo 综合征相关颅内大血管闭塞

　　Takotsubo 综合征，又称心碎综合征、心尖球形综合征，是一种以左心室短暂性局部收缩功能障碍为特征的综合征，类似于心肌梗死，但无阻塞性冠状动脉疾病或急性斑块破裂的血管造影证据。与 Takotsubo 综合征相关的脑卒中报道极为少见。现报道 1 例因 Takotsubo 综合征引起颅内大血管闭塞急诊行血管内治疗的患者，以期提高临床医生对本病的认识及脑血管病病因筛查的重视。

临床资料

一、一般资料

　　患者男性，56 岁，因"被发现醒后左侧肢体无力 5 小时余"于 2021 年 11 月 25 日急诊入院。患者有糖尿病病史 10 余年，口服药物治疗，血糖控制不佳。否认高血压病、心脏疾病及脑卒中病史。患者 2021 年 11 月 24 日 23 时入睡时尚正常，11 月 25 日 2 时起床如厕时无不适感，5 时 30 分被家属发现言语不能及左侧肢体无力，至外院就诊，考虑颅内大血管病变，建议转至苏州大学附属第二医院就诊。9 时 23 分至我院急诊，症状同前，表现为言语不能，右向凝视及左侧肢体乏力。考虑患者为醒后卒中，立即完善颅脑 CTA 及 CTP 检查见右侧大脑中动脉闭塞，相应区域低灌注改变。其中 CBF < 30% 体积 18.9 mL，$T_{max} > 6\ s$ 体积 190.0 mL，Mismatch 比值 10.1，提示存在核心梗死区域较小，存在较大缺血半暗带（图 3-1）。入院查体：血压 103/68 mmHg（1 mmHg ≈

133.3 Pa），神志嗜睡，混合性失语，左侧中枢性面舌瘫，左上肢肌力 2 级，左下肢肌力 3 级，左侧偏身感觉减退，左侧病理征阳性。NIHSS 评分 14 分。

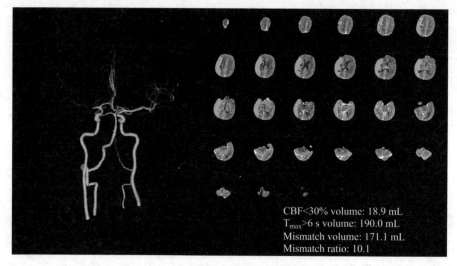

CBF<30% volume: 18.9 mL
T_{max}>6 s volume: 190.0 mL
Mismatch volume: 171.1 mL
Mismatch ratio: 10.1

图 3-1　头颅 CTA + CTP 结果

二、辅助检查

11 月 25 日急诊心电图（图 3-2）：心率 91 次/分，窦性心律，T 波倒置，ST-T 异常。心梗定量 + 脑钠肽（BNP）：N-末端脑钠肽前体（NT-proBNP）1 849 pg/mL，肌酸激酶同工酶、肌红蛋白、肌钙蛋白 T 无异常。

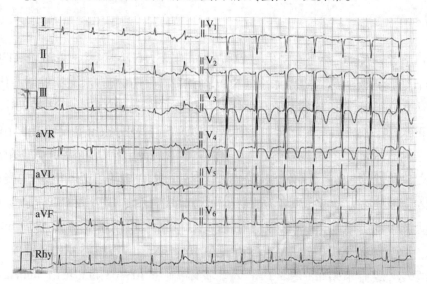

图 3-2　患者 11 月 25 日心电图

　　入院后完善相关检查,白细胞 $11.4 \times 10^9/L$,红细胞 $4.29 \times 10^{12}/L$,血红蛋白 123 g/L,糖化血红蛋白 10.6%,D-二聚体 1.25 μg/mL,血清总三碘甲状腺原氨酸(T_3) 0.93 nmol/L,促甲状腺激素(TSH) 0.015 mIU/L,甲状腺球蛋白(HTg) 3.30 ng/mL,肝肾功能、电解质未见明显异常。11 月 30 日心电图(图 3-3):窦性心律,T 波倒置,ST-T 异常,与 11 月 25 日心电图相仿。11 月 30 日心脏超声提示左室壁节段性运动异常,左室心尖部异常回声,提示血栓形成可能(图 3-4,红色箭头),左室收缩功能明显减低,射血分数(EF)37.8%。11 月 30 日心梗定量 + BNP:NT-proBNP 1355 pg/mL。颅脑 MRI + MRA(图 3-5):右侧放射冠区、皮层及小脑新发梗死,右侧大脑中动脉完全再通。12 月 7 日复查心脏超声提示左室壁节段性运动异常范围较前缩小,左室心尖部异常回声较前明显缩小,EF 60.6%(图 3-6)。12 月 7 日复查 NT-proBNP 420 pg/mL。12 月 8 日完善冠状动脉 CTA:第 1、2 对角支起始部非钙化斑块,局部管腔轻、中度狭窄分别约 63%、38%,左主干及左前降支近中段管壁非钙化斑块,最狭窄处局部管腔中度狭窄约 54%,左回旋支近段管壁非钙化斑块,局部管腔轻度狭窄约 44%(图 3-7)。

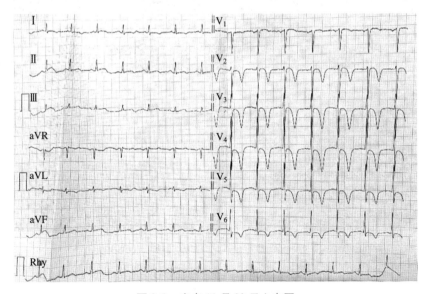

图 3-3　患者 11 月 30 日心电图

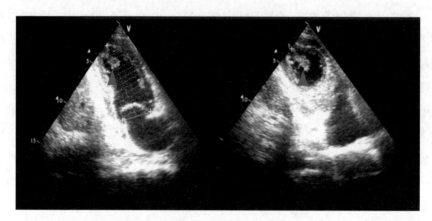

图 3-4　患者 11 月 30 日心脏超声

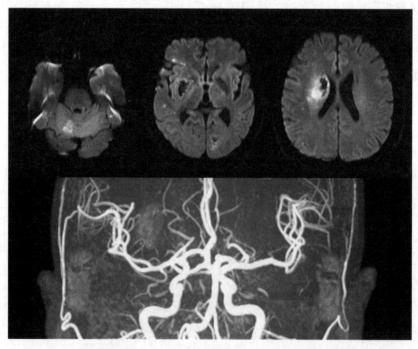

图 3-5　患者 11 月 30 日颅脑 MRI + MRA

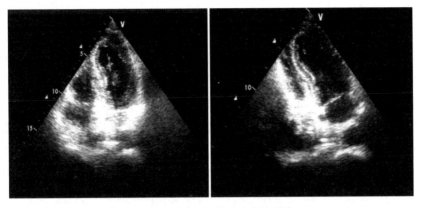

图 3-6　患者 12 月 7 日心脏超声

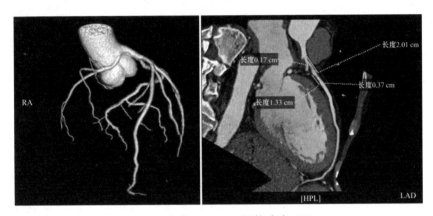

图 3-7　患者 12 月 8 日冠状动脉 CTA

三、诊断

该患者急诊心电图示 T 波倒置,ST-T 段异常,行 DSA 检查明确右侧大脑中动脉闭塞,其余血管未见明显狭窄,患者此次发病机制为动脉粥样硬化的可能性较小。患者无心房颤动,入院时心脏超声提示 EF 37.8%,结合患者心电图,考虑患者近期可能存在心肌梗死。但住院期间短期复查心脏超声提示 EF 60.6%,心功能在短期内明显好转,且行冠状动脉 CTA 提示虽冠状动脉存在狭窄,但和心肌梗死范围不匹配。结合患者暂时性左心室收缩功能障碍,血管造影不存在急性斑块破裂且室壁运动异常与冠状动脉疾病范围不符,排除其他原因所致心肌异常损害,故最终诊断 Takotsubo 综合征。

四、鉴别诊断

如前所述，Takotsubo 综合征的临床表现与急性冠状动脉综合征（acute coronary syndrome，ACS）相似。二者可通过血管造影鉴别。对于 ACS 患者，血管造影可证实供应心室功能障碍区的冠状动脉存在危重型病变。在 Takotsubo 综合征患者中，不存在这种危重型冠状动脉病变或急性斑块破裂证据。虽然 Takotsubo 综合征患者合并明显冠状动脉疾病，但病变冠状动脉的供血范围和部位与观察到室壁运动异常的区域不相符。Takotsubo 综合征的其他鉴别诊断包括可卡因滥用有关的 ACS、多支冠状动脉痉挛和心肌炎。

对于无明显脑血管病高危因素的心源性卒中患者，需注意排除以下高危因素，主要包括心房颤动、近期（4 周内）心肌梗死、人工机械瓣膜、扩张型心肌病、风湿性二尖瓣狭窄等。其次为感染性及非感染性心内膜炎、心房黏液瘤等。其中，心房颤动相关的卒中占全部心源性卒中的 79% 以上。

五、治疗

该患者入院后行急诊全脑血管造影术＋右侧大脑中动脉机械取栓术，术中见右侧大脑中动脉 M1 闭塞，mTICI 分级为 0 级，ASITN/SIR 侧支血流分级为 0 级（图 3-8A）。靶血管病变长度 20 mm，靶病变近端直径 2.5 mm，靶病变远端直径 3 mm。术中 DSA 证实颈总动脉无闭塞，无颈动脉夹层或动脉炎。通过微导丝配合微导管引导导管抵达右侧大脑中动脉近血栓处，连接负压抽吸，90 秒后缓慢回拉，复查造影提示右侧大脑中动脉血管开通，远端血流通畅，mTICI 分级为 3 级（图 3-8B）。术后复查 CT 无出血，后予阿司匹林抗血小板聚集，阿托伐他汀调脂稳定斑块，丁苯酞、尤瑞克林改善循环，营养神经治疗，11 月 30 日完善心脏超声，后请心内科会诊，结合患者心电图及心脏超声心尖部血栓情况，考虑患者可能有心肌梗死合并左心室内血栓形成，遂采用低分子肝素 q12h 皮下注射联合阿司匹林 100 mg qd 治疗方案。住院期间复查头颅 CT 未见出血，出院后改为氯吡格雷 75 mg qd 联合利伐沙班 15 mg qd 治疗。

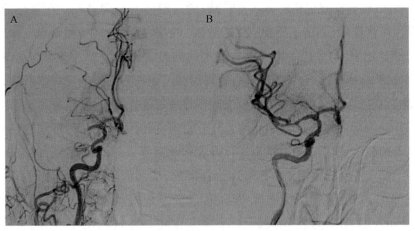

A：术前见右侧大脑中动脉 M1 闭塞；B：取栓术后复查右侧大脑中动脉血管开通。

图 3-8　患者 DSA 结果

六、治疗结果、随访及转归

患者住院治疗后心功能及神经系统缺损症状明显好转。出院时查体神志清楚，言语欠清，左侧中枢性面舌瘫，左侧上、下肢肌力 4 级，mRS 评分 2 分。出院 3 个月，患者可独立行走，左侧肢体肌力 5⁻ 级，mRS 评分 1 分。2022 年 1 月 16 日外院复查心脏超声未见室壁运动异常，三尖瓣少量反流，EF 58%。

讨　论

Takotsubo 综合征是一种以左心室短暂性局部收缩功能障碍为特征的综合征，类似于心肌梗死，但没有阻塞性冠状动脉疾病或急性斑块破裂的血管造影证据，又称心碎综合征、应激性心肌病、心尖球形综合征、章鱼壶心肌病、应激诱导性心肌病等。Takotsubo 综合征因发作时左心室心尖呈气球样，与传统日本章鱼鱼篓的圆形底部和窄口相似，故称为 Takotsubo 综合征。在该病最常见和典型的形式中，收缩期左心室心尖球形外观类似于章鱼鱼篓的形状，左心室中部和心尖部的运动减弱，而基底部室壁运动增强。

在所有怀疑 ACS 的患者中，有 0.5%～2% 的患者被诊断为 Takotsubo 综合征。相比于男性，该病在女性中多见，且主要发生于老年人。一项国际

Takotsubo 综合征登记研究显示,55.8% 的应激性心肌病患者存在急性、既往或慢性精神障碍(如情感障碍或焦虑障碍)或神经系统病症(如癫痫发作或头痛),相比之下,ACS 患者中存在这些疾病的患者比例为 25.7%。与 ACS 患者相比,Takotsubo 综合征的患者有更高的神经或精神障碍的患病率。除此之外,脓毒症患者以及重症患者该病发病率显著提高。

Takotsubo 综合征发病机制尚未充分明确,目前的研究认为可能的机制包括儿茶酚胺过量、微血管功能障碍以及冠状动脉痉挛,部分患者还可以出现心室腔中部或左室流出道动力性梗阻,可能是心尖功能障碍的促成因素。左心室底部的高动力导致收缩晚期出现杂音。观察性实验表明,遗传学在 Takotsubo 综合征的发病机制中发挥了作用。在过去的十年中,多项与 Takotsubo 综合征发病相关的基因多态性研究显示,其发病可能与肾上腺素受体受到异常影响相关。本例患者可能是由于 Takotsubo 综合征造成心室内血流动力学紊乱,形成涡流继而引发心尖部血栓形成,最终导致心源性脑栓塞。

对于考虑 Takotsubo 综合征的患者,诊断需要满足以下 Mayo 诊所四条诊断标准:① 暂时性左心室收缩功能障碍(运动功能减退、动力障碍等)。室壁运动异常通常是节段性的,且延伸超过心外膜单支冠状动脉供血范围。② 无阻塞性冠状动脉疾病或血管造影不存在急性斑块破裂的证据。如果发现冠状动脉疾病,仍可做出 Takotsubo 综合征的诊断,前提是室壁运动异常不在冠状动脉疾病范围内。有此例外是因为一些 Takotsubo 综合征患者合并冠状动脉疾病。③ 心电图出现新的异常(ST 段抬高和/或 T 波倒置),或心肌肌钙蛋白轻度升高。④ 无嗜铬细胞瘤或心肌炎。

Takotsubo 综合征的临床表现类似于 ACS,其发作通常由强烈的情绪或躯体应激所触发,例如亲人去世、家庭暴力、争吵、自然灾害或急性躯体疾病。该病最常见的主诉症状为急性胸骨后疼痛,但一些患者表现为呼吸困难或晕厥。在国际 Takotsubo 综合征登记研究中,最常见的症状为胸痛、呼吸困难和晕厥,发生率分别为 75.9%、46.9% 和 7.7%。部分患者可以出现心力衰竭、快速性心律失常(包括室性心动过速和心室颤动)、缓慢性心律失常、心脏骤停或显著二尖瓣关闭不全的症状和体征。仔细回顾本例患者的发病过程,我们并未发现应激相关的诱发因素,提示可能一部分 Takotsubo 综合征患者并非都具有情绪或躯体应激导致的前驱诱发因素。

大多数 Takotsubo 综合征患者往往有异常心电图表现,最常见的是 ST 段抬高。在国际 Takotsubo 综合征登记研究中,约 43.7% 的患者出现 ST 段抬高,最常出现在胸前导联,通常与急性 ST 段抬高型心肌梗死中所见相似。ST 段压低患者较为少见,约占 7.7%。实验室检查中,Takotsubo 综合征患者在发病后可出现肌钙蛋白水平升高,肌酸激酶水平通常正常或轻度升高,大多数患者 BNP 或 NT-proBNP 水平升高。本例患者起病时 NT-proBNP 水平升高,室壁运动迅速改善后 NT-proBNP 随之下降,提示 Takotsubo 综合征的心功能损害一定程度上是可逆的。

本病的治疗大多参照急性心力衰竭的治疗策略。药物治疗和减轻躯体或情绪应激常可快速缓解症状,但部分患者会出现急性并发症,如心源性休克和急性心力衰竭。休克的处理取决于患者有无显著的左室流出道梗阻。心力衰竭急性期和稳定期的治疗通常按急性心力衰竭的指南执行,但应特别注意避免对流出道梗阻的患者进行减容或扩张血管的治疗。与心肌梗死后患者相似,对于合并左室血栓或重度左室收缩功能障碍的 Takotsubo 综合征患者,应给予充分及时的抗凝治疗。

总　结

对于临床中无明确脑血管疾病高危因素的急性大动脉闭塞患者,行颅内动脉机械取栓手术后应重视心源性卒中病因的筛查,这对患者后续治疗方案的制订至关重要。Takotsubo 综合征作为少见的心源性栓塞病因,在病因筛查中需要考虑到。

（王怀舜　尤寿江　黄志超　郭志良　侯杰　肖国栋）

【参考文献】

[1] PRASAD A, LERMAN A, RIHAL C. Apical ballooning syndrome (Tako-Tsubo or stress cardiomyopathy): a mimic of acute myocardial infarction[J]. American heart journal, 2008, 155(3): 408 −417.

[2] DOTE K, SATO H, TATEISHI H, et al. Myocardial stunning due to simultaneous multivessel coronary spasms: a review of 5 cases[J]. Journal of cardiology, 1991, 21(2): 203 −214.

[3] GIANNI M, DENTALI F, GRANDI A, et al. Apical ballooning syndrome or

takotsubo cardiomyopathy: a systematic review[J]. European heart journal, 2006, 27(13): 1523 – 1529.

[4] TEMPLIN C, GHADRI J R, DIEKMANN J, et al. Clinical Features and Outcomes of Takotsubo (Stress) Cardiomyopathy[J]. N Engl J Med, 2015, 373(10): 929 – 938.

[5] CAPPELLETTI S, CIALLELLA C, AROMATARIO M, et al. Takotsubo Cardiomyopathy and Sepsis[J]. Angiology, 2017, 68(4): 288 – 303.

[6] WITTSTEIN I, THIEMANN D, LIMA J, et al. Neurohumoral features of myocardial stunning due to sudden emotional stress[J]. The New England journal of medicine, 2005, 352(6): 539 – 548.

[7] SHARKEY S, WINDENBURG D, LESSER J, et al. Natural history and expansive clinical profile of stress (tako-tsubo) cardiomyopathy[J]. Journal of the American College of Cardiology, 2010, 55(4): 333 – 341.

[8] SUBBAN V, RAMACHANDRAN S, VICTOR S, et al. Apical ballooning syndrome in first degree relatives[J]. Indian heart journal, 2012, 64(6): 607 – 609.

[9] LYON A, REES P, PRASAD S, et al. Stress (Takotsubo) cardiomyopathy—a novel pathophysiological hypothesis to explain catecholamine-induced acute myocardial stunning [J]. Nature clinical practice. Cardiovascular medicine, 2008, 5(1): 22 – 29.

[10] KUMAR G, HOLMES D, PRASAD A. "Familial" apical ballooning syndrome (Takotsubo cardiomyopathy)[J]. International journal of cardiology, 2010, 144(3): 444 – 445.

[11] TEMPLIN C, GHADRI J, DIEKMANN J, et al. Clinical Features and Outcomes of Takotsubo (Stress) Cardiomyopathy[J]. The New England journal of medicine, 2015, 373 (10): 929 – 938.

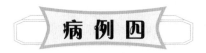

遗传性弥漫性白质脑病伴轴索球样变

遗传性弥漫性白质脑病伴轴索球样变（hereditary diffuse leukoencephalopathy with spheroids，HDLS），是一种罕见的、成人起病的遗传性脑白质营养不良，其临床症状多样且不典型，在临床中常常漏诊，甚至误诊为脑梗死。现报道 2 例经基因确诊的 HDLS 患者，以期提高临床医生对本病的认识。

临床资料一

一、一般资料

患者男性，54 岁，因"生活能力下降伴性格改变 5 年余，加重 2 年"于 2022 年 10 月 18 日就诊于苏州大学附属第二医院神经内科。患者 2017 年出现工作能力下降，伴易怒、暴力行为，近事记忆减退，日常生活尚不受影响，至当地人民医院就诊考虑酒精中毒，予戒酒、口服甲钴胺等治疗，效果欠佳。2019 年起患者无法胜任日常工作，并出现明显的语言沟通障碍、记忆力减退加重，外院诊断为"脑白质病"，未予特殊诊治。2020 年起患者智力下降严重，无法自行穿衣、洗漱，自理能力下降；仅能进行简单对答，有言语不清、找词困难；记忆力严重下降，曾外出后走失，伴有大小便失禁。2021 年起患者出现精神行为异常，表现为在室外脱衣等，夜间烦躁难以入眠，曾至当地医院精神科就诊，予镇静药物治疗，并出现强哭强笑。患者出现多次卒中样发作，主要表现为躯体向右侧倾斜，并偶有肢体不自主抖动，动作迟缓，行走时前冲、易跌倒。2022 年 2

月再次发作行走向右偏斜,至当地医院就诊,考虑为"右侧放射冠区急性脑梗死",按脑梗死常规治疗后好转,出院后予阿司匹林 100 mg qd、瑞舒伐他汀 10 mg qn 行脑卒中二级预防。患者否认高血压、糖尿病、心脏病病史。个人史无殊。其女儿、兄弟、父母及父母兄弟姐妹无类似表现,否认父母近亲结婚。

入院查体:神志清,精神可,对答不切题,混合性失语,有强笑,双侧瞳孔等大等圆,直径 2.0 mm,对光反射灵敏,左侧鼻唇沟浅,伸舌居中,双上肢肌力 5 级,双下肢查体不合作,双侧腱反射对称活跃,掌颌反射阴性,双侧 Babinski 征阴性,肌张力、共济试验等检查不合作。

二、辅助检查

2017 年外院 MRI 示 T2WI 序列侧脑室旁白质高信号,DWI 见右侧放射冠高信号灶(图 4-1A 和图 4-1B)。患者本次入院后完善检查,血常规示血小板计数 104×10^9/L,红细胞计数 4.27×10^{12}/L;生化全套示甘油三酯 2.40 mmol/L。水溶性维生素检查:维生素 B_6 1.89 ng/mL。甲功三项、凝血全套、输血前检查(乙肝五项、梅毒螺旋体、HIV)、糖化血红蛋白、维生素 B_{12}、叶酸未见异常。

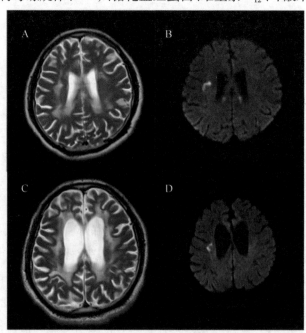

A、B:患者 2017 年外院 MRI(A 为 T2WI,B 为 DWI);C、D:患者 2022 年我院 MRI(C 为 T2WI,D 为 DWI)。

图 4-1 患者头颅 MRI 图像

患者 10 月 19 日完善腰椎穿刺及脑脊液检查,脑脊液压力 145 mmH$_2$O,脑脊液常规、墨汁染色未见异常。脑脊液生化:总蛋白 555 mg/L。腰椎穿刺放液试验阴性。脑脊液阿尔茨海默病谱(Aβ 蛋白、tau 蛋白)结果未见异常。常规脑电图结果显示两额颞部可见较多慢波发放,左右基本对称。10 月 21 日我院头颅 MRI 平扫显示 T2WI 可见侧脑室旁白质高信号,范围较 2017 年扩大,DWI 可见右侧放射冠区点状高信号灶(图 4-1C 和图 4-1D)。根据患者临床症状及影像学脑白质病变特点,完善全外显子测序,结果提示 *CSF1R* 基因存在 1 处杂合变异:c.2654 + 1G > A(图 4-2),ACMG 评级为致病性,基因检测结果符合 HDLS。取得家属知情同意后,完善左侧小腿皮肤活检,电镜检查提示部分轴索变性萎缩(图 4-3)。

基因	转录版本 Exon位置	变异位点 (GRCh37/hg19)	合子型 测序深度 变异比例	人群携带 频率	家系验证	ACMG评级	相关疾病 遗传方式
CSF1R	NM_005211.4 intron20	c.2654+1G>A chr5-149434799 splice-3	Het 47/31 0.40	0 0	-	Pathogenic	1.遗传性弥漫性白质脑 病伴球形体(AD) 2.脑异常伴神经退行性 变和异常骨硬化(AR)

图 4-2　患者全外显子基因测序结果

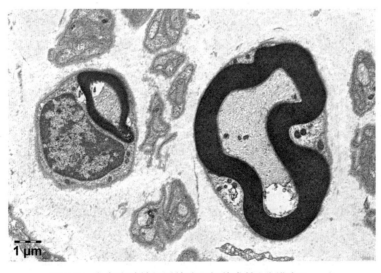

1 μm

图 4-3　患者皮肤神经活检病理切片电镜(分辨率 1 μm)

三、诊断与鉴别诊断

患者表现为慢性进展性认知功能障碍,伴有精神行为异常、运动障碍、卒中样发作等,头颅 MRI 右侧放射冠区及左侧额叶 DWI 持续存在高信号,脑脊液放液试验阴性、阿尔茨海默病谱阴性,高度怀疑 HDLS 诊断。基因检测 *CSF1R* 杂合变异,ACMG 评级为致病性,得以明确诊断。

本病首先需要与各种原因引起的认知障碍鉴别,如阿尔茨海默病、血管性痴呆、正常压力性脑积水,可通过检测脑脊液 Aβ 蛋白、tau 蛋白以及脑脊液放液试验等鉴别;还需要与各类帕金森综合征鉴别,如帕金森病、多系统萎缩、进行性核上性麻痹等,可通过合并症状、MRI、PET-CT 等鉴别;患者头颅 MRI 多发白质病变需要与遗传性脑小血管病、中枢神经系统脱髓鞘等疾病相鉴别,可完善基因检测、血管评估、脑脊液寡克隆带及中枢神经系统脱髓鞘疾病相关抗体等鉴别。

四、治疗

患者入院初考虑脑血管病,予抗血小板聚集、改善侧支循环等治疗。明确诊断后予多奈哌齐 10 mg qn,盐酸美金刚 10 mg qd、甘露特钠 450 mg bid 口服改善认知功能治疗。

五、治疗结果、随访及转归

出院半年后随访,患者行走不稳及认知障碍进行性下降,生活无法自理。

临床资料二

一、一般资料

患者女性,48 岁,因"头晕伴言语不清 20 余天,加重 1 天"于 2022 年 7 月 10 日就诊于苏州大学附属第二医院神经内科。患者 20 余天前无明显诱因突发头晕,伴口齿不清,伴四肢乏力及自身摇晃感,无视物旋转及视物模糊,无恶心、呕吐,无饮水呛咳,无耳鸣及听力下降,体位变化时头晕加重,平躺时减轻,至当地医院就诊,完善头颅 MRI,予治疗后头晕未缓解。既往体健。否认家族遗传病史。

入院查体:血压 169/96 mmHg(卧位),122/84 mmHg(立位 3 分钟),神志

清,精神一般,计算能力下降,口齿欠清,双侧瞳孔等大等圆,直径约 2.0 mm,对光反射灵敏,双眼水平眼震,颈软,双侧鼻唇沟对称,伸舌居中,左侧霍夫曼征阳性,四肢肌力 5 级,四肢肌张力减低,四肢腱反射亢进,右侧 Babinski 征阳性,共济试验完成可,双侧感觉对称,脑膜刺激征阴性。

二、辅助检查

入院完善检查,血常规:血红蛋白 80 g/L。生化全套:淀粉酶 165 U/L,脂肪酶 67 U/L。贫血检测:不饱和铁 52.2 μmol/L(正常范围 25.1 ~ 51.9 μmol/L),转铁蛋白 3.37 g/L(正常范围 2.20 ~ 3.36 g/L)。凝血全套、甲功三项、维生素 B_{12}、叶酸、糖化血红蛋白、女性常规肿瘤全套、输血前检查(乙肝五项、梅毒螺旋体、HIV)、皮质醇(8 AM)、ACTH(8 AM)未见异常。完善腰椎穿刺,脑脊液压力为 120 mmH_2O。脑脊液常规、墨汁染色未见异常。脑脊液生化:总蛋白 599 mg/L,白蛋白 354 mg/L。脑脊液神经功能组合:IgG 60.20 mg/L,IgA 4.15 mg/L;脑脊液中枢神经系统脱髓鞘抗体检查阴性。头颅 MRI 示双侧胼胝体压部、放射冠见斑片状 T2WI 高、T1WI 等/低、DWI 高/稍高、ADC 低信号灶;双侧放射冠区、侧脑室旁见斑片状 T2WI/ADC 高、T1WI 等/低、DWI 稍高信号灶;双侧额叶见少许斑点状 T2WI/ADC 高、T1WI 等/低、DWI 等/稍高信号灶(图 4-4)。膀胱残余尿量约 88.4 mL。简易精神状态检查量表(MMSE)23 分。根据患者临床症状及影像学脑白质病变特点,完善全外显子测序见 *CSF1R* 基因存在 1 处杂合变异:c.2298G > A(图 4-5),符合 HDLS 诊断。

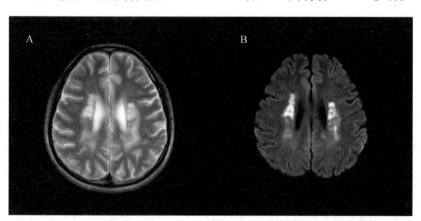

A:T2WI 双侧多发半卵圆形中心高信号;B:DWI 双侧半卵圆形中心片状高信号。

图 4-4　患者 MRI 图像

基因	变异信息	转录本及基因亚区	纯杂合	正常人群频率	遗传模式、疾病表型及OMIM编号	家系验证	致病性分析
CSF1R	c.2298G>A chr5:149436871 p.Met766Ile	NM_005211 exon17	杂合	0	[AD]遗传性弥漫性白质脑病伴球形体(221820) [AR]脑异常伴神经退行性变和异常骨硬化(618476)	-	VUS

图4-5 患者全外显子基因测序结果

三、诊断

根据患者亚急性病程,主要表现为头晕、体位性低血压等自主神经功能症状,查体可见认知功能障碍及锥体束征,头颅 MRI 示双侧胼胝体压部及放射冠旁白质病变,侧脑室旁 DWI 高信号,最终行基因检测发现 *CSF1R* 基因杂合变异,明确诊断为 HDLS。

四、治疗

患者明确诊断后予多奈哌齐 5 mg 改善认知、屈昔多巴 100 mg 改善体位性低血压,同时予尼麦角林 10 mg tid 止晕。

五、治疗结果、随访及转归

出院半年后随访,患者认知功能改善不佳,智能进行性下降。

讨 论

HDLS 是临床罕见的、成人起病的遗传性脑白质营养不良,临床表现多样,主要包括性格改变、精神行为异常、认知功能障碍、帕金森样症状和癫痫发作等。1984 年,本病由 Axelsson 等首次报告并命名。Rademakers 等于 2011 年通过全基因组相关性研究和全外显子组测序,确定位于染色体 5q32 的集落刺激因子 1 受体(colony stimulating factor 1 receptor,*CSF1R*)基因是 HDLS 的致病基因。HDLS 病理学改变主要为轴索球样变伴色素性胶质细胞,以及弥漫性轴索变性、髓鞘缺失。本文第一例患者经皮肤神经活检结果符合文献中 HDLS 的病理表现。

HDLS 临床表现多样且不典型,平均发病年龄为 35～40 岁,病程 1～30 年不等。首发症状大多为突出的神经精神症状,包括性格和行为改变、精神异常、进行性认知功能障碍。随后或同时出现运动和步态障碍,包括非对称性帕金森综合征、锥体束征、步态拖曳等。随病情进展,患者可逐渐出现皮质功能障碍,如肢体失用症。最终丧失运动功能、缄默而长期卧床。在起病初期,大部分患者常被误诊为脑血管病或帕金森病等,但经上述治疗病情未见好转甚至恶化,之后才得以明确诊断。本文第一例患者早期即出现性格改变、行为异常,生活能力逐渐丧失,之后出现行走前冲等帕金森样症状,并在我院就诊前出现肢体活动不利的卒中样发作。至我院就诊时,该患者病程迁延约 5 年,且曾行针对脑血管病的治疗,效果不理想。第二例患者虽以头晕、行走不稳为主诉入院,在接诊后我们考虑主要为精神异常、认知障碍等表现。两例患者均符合 HDLS 临床表现,因此在临床中需要详细采集病史。

HDLS 的典型 MRI 表现为早期双侧、非对称性、局限性 T2WI 或 FLAIR 成像高信号和 T1WI 低信号,以额叶或额顶叶显著,累及深部脑白质和皮质下脑室周围白质纤维束;亦可见皮质脊髓束受累,弥漫性脑萎缩和脑室扩大,伴胼胝体发育不良和异常信号。随着病情进展,病灶逐渐融合呈片状,并呈对称性分布。本篇报道的两例患者 MRI 中 DWI 高信号的病灶,均表现为以白质和皮质下脑室周围受累为著,第一例患者主要表现为点状病灶,第二例患者主要表现为片状、对称性病灶,如果患者只行一次 MRI,很容易被误诊为急性脑梗死,因此头颅 MRI 的纵向评价对于 HDLS 的诊断尤为重要,脑室白质 DWI 持续高信号提示 HDLS 可能。本病另一影像学特征是 MRS 代谢异常,HDLS 都提示有明显的 Cho 峰增高和 NAA 峰减低,而 Cho 浓度增高在常见脑白质病变中很少见。

HDLS 发生与 CSF1R 基因突变密切相关,目前已报道 70 余种致病性 CSF1R 基因突变,呈常染色体显性或散发。CSF1R 主要表达于小胶质细胞,对神经发生、神经连接和突触重塑等有重要调节作用。CSF1R 基因突变高发于 17～20 号外显子区域,该突变主要造成酪氨酸激酶失活,从而影响信号转导通路。本篇报道的两例患者突变分别发生于 17 号外显子和 20 号内含子,但尚未通过家系验证。

2013 年,Alexandra 等首次报道在色素性脑白质营养不良(pigmented orthochromatic leukodystrophy, POLD)患者家系中也发现了 CSF1R 基因突变,提示 POLD 和 HDLS 可能有相同的病理-临床改变。随着对两种疾病认识的不断深入,目前 HDLS 与 POLD 被视作同一疾病谱,即成年发病的白质脑病合并轴索球样变和色素性胶质细胞(adult-onset leukoencephalopathy with axonal spheroids and pigmented glia,ALSP),其中合并 *CSF1R* 基因突变患者又称为 *CSF1R* 相关白质脑病。2018 年,Konno 等提出了 ALSP 诊断标准,主要根据认知及精神障碍、锥体束征、帕金森样症状等临床表现,结合特征性影像学改变、家族史,排除其他脑白质病后,可高度怀疑 ALSP,并最终通过基因检测明确诊断。本篇报道的两位患者,均以认知行为异常为典型表现,结合 MRI 影像学特征,并完善全外显子测序,发现 *CSF1R* 基因突变,符合诊断标准中的"确定的 HDLS"的诊断。

HDLS 在诊治过程中,因其临床症状不典型且起病隐匿,往往需要与多种疾病鉴别,包括与脑血管病、遗传性脑白质营养不良、中枢神经系统脱髓鞘疾病等相鉴别。此外,本病还需要根据患者不同临床表现,与各类神经系统变性疾病鉴别。本篇第一例患者反复就诊,病程中出现卒中样发作且 DWI 高信号考虑新发脑血管病,但予抗血小板聚集治疗后症状仍恶化,最终通过基因检测排除其他遗传性脑白质营养不良,并明确诊断 HDLS。本篇第二例患者,根据 MRI 双侧片状多发白质病变表现,首先考虑中枢神经系统脱髓鞘疾病,完善相关抗体检测均为阴性结果,并进行了经验性激素治疗,疗效不佳,后同样通过基因检测明确诊断为 HDLS。

目前针对 HDLS 尚无有效治疗方法,主要针对患者精神症状、帕金森样症状等进行对症治疗。有文献报道,经异基因造血干细胞移植治疗的 *CSF1R* 相关白质脑病患者的运动症状、认知功能障碍、白质病变得到一定控制,但其长期疗效尚待进一步研究。

总　结

对于临床上出现精神行为异常、认知功能障碍伴或不伴卒中样发作、帕金森症、癫痫等多种症状的患者,尤其治疗效果不佳、症状进展时,结合头颅 MRI 发现 T2WI 白质病变、DWI 侧脑室旁点片状高信号,需警惕 HDLS,尽早完善基因检测以明确诊断,避免漏诊和误诊。

(闫家辉　胡静哲　李洁　毛成洁　刘春风)

【参考文献】

［1］ RADEMAKERS R, BAKER M, NICHOLSON A M, et al. Mutations in the colony stimulating factor 1 receptor（CSF1R）gene cause hereditary diffuse leukoencephalopathy with spheroids［J］. Nat Genet, 2011, 44(2)：200-205.

［2］ ADAMS S J, KIRK A, AUER R N. Adult-onset leukoencephalopathy with axonal spheroids and pigmented glia（ALSP）：Integrating the literature on hereditary diffuse leukoencephalopathy with spheroids（HDLS）and pigmentary orthochromatic leukodystrophy （POLD）［J］. J Clin Neurosci, 2018, 48：42-49.

［3］ KONNO T, YOSHIDA K, MIZUNO T, et al. Clinical and genetic characterization of adult-onset leukoencephalopathy with axonal spheroids and pigmented glia associated with CSF1R mutation［J］. Eur J Neurol, 2017, 24(1)：37-45.

［4］ SUNDAL C, BAKER M, KARRENBAUER V, et al. Hereditary diffuse leukoencephalopathy with spheroids with phenotype of primary progressive multiple sclerosis ［J］. Eur J Neurol, 2015, 22(2)：328-333.

［5］ STABILE C, TAGLIA I, BATTISTI C, et al. Hereditary diffuse leukoencephalopathy with axonal spheroids（HDLS）：update on molecular genetics［J］. Neurol Sci, 2016, 37(9)：1565-1569.

［6］ SUNDAL C, FUJIOKA S, VAN GERPEN J A, et al. Parkinsonian features in hereditary diffuse leukoencephalopathy with spheroids（HDLS）and CSF1R mutations［J］. Parkinsonism Relat Disord, 2013, 19(10)：869-877.

［7］ BENDER B, KLOSE U, LINDIG T, et al. Imaging features in conventional MRI, spectroscopy and diffusion weighted images of hereditary diffuse leukoencephalopathy with axonal spheroids（HDLS）［J］. J Neurol, 2014, 261(12)：2351-2359.

［8］ SUNDAL C, VAN GERPEN J A, NICHOLSON A M, et al. MRI characteristics and scoring in HDLS due to CSF1R gene mutations［J］. Neurology, 2012, 79(6)：566-574.

［9］ KONNO T, KASANUKI K, IKEUCHI T, et al. CSF1R-related leukoencephalopathy：A major player in primary microgliopathies［J］. Neurology, 2018, 91(24)：1092-1104.

［10］ CHITU V, GOKHANŞ, NANDI S, et al. Emerging roles for CSF-1 receptor and its ligands in the nervous system［J］. Trends Neurosci, 2016, 39(6)：378-393.

［11］ GUERREIRO R, KARA E, LE BER I, et al. Genetic analysis of inherited leukodystrophies：genotype-phenotype correlations in the CSF1R gene［J］. JAMA Neurol, 2013, 70(7)：875-882.

［12］ NICHOLSON A M, BAKER M C, FINCH N A, et al. CSF1R mutations link

POLD and HDLS as a single disease entity[J]. Neurology, 2013, 80(11): 1033 – 1040.

[13] AYRIGNAC X, CARRA-DALLIERE C, CODJIA P, et al. Evaluation of CSF1R-related adult onset leukoencephalopathy with axonal spheroids and pigmented glia diagnostic criteria[J]. Eur J Neurol, 2022, 29(1): 329 – 334.

[14] WANG Y L, WANG F Z, LI R, et al. Recent advances in basic research for CSF1R-microglial encephalopathy[J]. Front Aging Neurosci, 2021, 13: 792840.

[15] KONNO T, YOSHIDA K, MIZUTA I, et al. Diagnostic criteria for adult-onset leukoencephalopathy with axonal spheroids and pigmented glia due to CSF1R mutation[J]. Eur J Neurol, 2018, 25(1): 142 – 147.

[16] SUNDAL C, LASH J, AASLY J, et al. Hereditary diffuse leukoencephalopathy with axonal spheroids (HDLS): a misdiagnosed disease entity[J]. J Neurol Sci, 2012, 314(1 – 2): 130 – 137.

[17] MANGEAT G, OUELLETTE R, WABARTHA M, et al. Machine learning and multiparametric brain MRI to differentiate hereditary diffuse leukodystrophy with spheroids from multiple sclerosis[J]. J Neuroimaging, 2020, 30(5): 674 – 682.

[18] TIPTON P W, KENNEY-JUNG D, RUSH B K, et al. Treatment of CSF1R-related leukoencephalopathy: Breaking new ground[J]. Mov Disord, 2021, 36(12): 2901 – 2909.

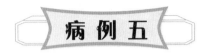

携带 *FLNC* 基因杂合位点新突变
导致肌原纤维肌病 5 型

肌原纤维肌病(myofibrillar myopathy,MFM)是以缓慢进展的近端和远端无力为特点的一组遗传骨骼肌疾病,具有高度的临床和遗传异质性,目前缺乏有效的治疗方法。现报道 1 例 *FLNC* 基因突变所致的 MFM 患者,并结合文献对该病的临床表现、病理特点以及基因突变情况等进行分析。

临床资料

一、一般资料

患者女性,41 岁,以"渐进性双下肢无力 6 年余"于 2022 年 7 月 1 日就诊于苏州大学附属第二医院。患者在 2016 年无明显诱因出现双下肢无力,行走拖步,无肢体麻木、疼痛,未予重视。一年后双下肢无力加重,出现双髋部不适,遂至当地医院就诊,完善腰椎 MRI,考虑椎间盘突出,予对症治疗后症状无改善。2018 年患者双下肢无力进一步加重,出现爬楼、登高困难,行走缓慢,右侧拖步为著,未予特殊治疗。2022 年 6 月患者双下肢无力持续存在,平地行走困难,至外院骨科就诊,考虑双侧臀肌挛缩,行"右髋部关节镜下臀肌松解术",术后症状未见明显好转,为进一步诊治收住入院。患者既往体健,否认高血压、糖尿病和心脏病病史,否认传染病病史。父母及兄弟均无类似症状,育有一子一女,体健,体育成绩良好。否认父母近亲结婚,否认遗传性疾病家族史。入院查体:神志清,双瞳等大等圆,直径 2.0 mm,直接、间接对光反射灵敏,双眼球活动可,未及眼震,伸舌居中,闭目、闭唇、咀嚼、舌抵颊、转颈、抬头正常,双上肢肌力5级,左下肢屈髋屈膝肌力3级,伸髋伸膝肌力4级,右下肢屈髋屈膝、伸髋伸膝肌力3级,大腿内收外展肌力4级,足趾背屈肌力3级、跖屈肌力5级,掌颌反射阴性,四肢深浅感觉对称存在,双下肢腱反射减弱,四肢肌张力正常,双侧Babinski征阴性。

二、辅助检查

入院后完善相关实验室检查,血常规:血红蛋白102 g/L;生化全套:肌酸激酶109 U/L(正常范围内)。血电解质、甲状腺功能、凝血全套、输血前检查、女性肿瘤指标、自身抗体初筛、体液免疫、抗中性粒细胞胞质抗体、红细胞沉降率、抗链球菌溶素O、免疫固定电泳、血尿游离轻链和肌炎抗体均阴性。常规心电图:窦性心动过缓。心超未见心脏明显结构改变。认知评分:MoCA 29分,MMSE 30分。进一步完善肌电图提示感觉传导速度和运动传导速度未见异常,针肌电图:静息状态下所检肌肉未见自发电位出现,轻收缩时,右侧胫前肌、右侧腓肠肌、右侧股四头肌(内侧头)可见运动单位时限缩窄,大力收缩时,右侧股四头肌(内侧头)呈病理性干扰相。完善肌肉MRI提示大腿多肌肉萎缩伴脂肪组织浸润,右侧臀中肌肌腱炎(图5-1)。小腿双侧比目鱼肌及腓肠肌萎缩伴脂肪组织浸润(图5-2)。

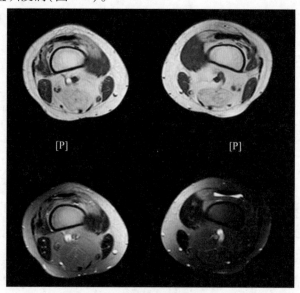

图5-1　大腿肌肉MRI

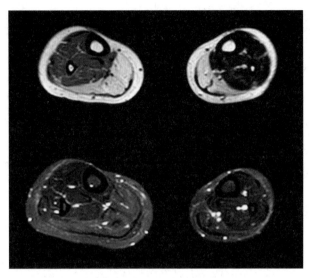

图 5-2 小腿肌肉 MRI

获取知情同意后对患者进行开放式肌肉活检，取材于右侧股四头肌，初步活检提示肌细胞脂肪化明显，无法进行 HE 和电镜检查。患者后来前往北京某三甲医院再次行肌肉活检，取材于左侧肱二头肌，提示个别萎缩肌纤维，部分肌纤维内 NADH 活性下降，病变轻微。免疫组化提示 Dystrophin-N、Dystrophin-C、Dystrophin-R 及 α-sarcoglycan、β-sarcoglycan、γ-sarcoglycan 染色显示肌纤维均匀阳性表达，Dysferlin 及 Desmin 染色未见明显异常，MHC-1 染色提示少数肌纤维膜及胞质阳性表达，C5b9 染色显示个别非坏死肌纤维膜少量补体沉积，MxA 染色未见明显异常。肌束衣及肌内衣可见少数 CD68 阳性巨噬细胞浸润，未见 CD3、CD4、CD8 及 CD20 阳性淋巴细胞浸润。P62 染色显示部分肌纤维内泥沙样 P62 阳性表达。

因肌肉活检结果欠佳，取得患者知情同意后，对患者外周血提取 DNA，采用全外显子测序，测序结果经 dbSNP138、1000 Genome Project、Exome Sequencing Project、ClinVar 和 HGMD 等数据库比对及 PolyPhen 和 SIFT 功能分析，发现 *FLNC* 基因变异位点。对先证者家系 2 代 2 名外周血提取 DNA，进行 Sanger 测序明确及验证变异位点。全外显子测序发现患者在 *FLNC*（c. 692T＞C）存在变异（图 5-3），且在对其父母进行该位点的验证中，发现其母同样存在该位点变异（图 5-4），但其母无临床症状。

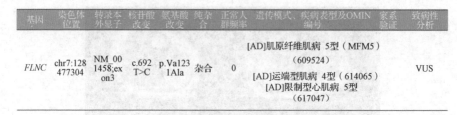

基因	染色体位置	转录本外显子	核苷酸改变	氨基酸改变	纯杂合	正常人群频率	遗传模式、疾病表型及OMIN编号	家系验证	致病性分析
FLNC	chr7:128477304	NM_001458;exon3	c.692T>C	p.Val231Ala	杂合	0	[AD]肌原纤维肌病 5型（MFM5）（609524） [AD]运端型肌病 4型（614065） [AD]限制型心肌病 5型（617047）		VUS

图 5-3　患者全外显子测序结果

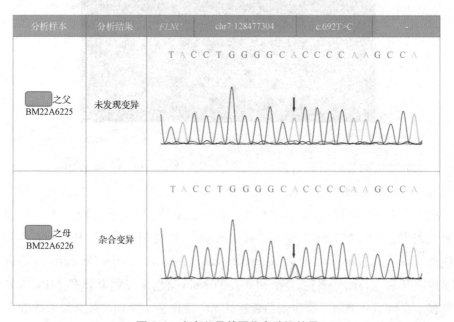

图 5-4　患者父母基因位点验证结果

进一步完善其母肌电图结果显示，右胫前肌部分运动单位电位（MUP）时限缩短，左腓肠肌、左股四头肌、左股二头肌长头小力收缩时存在早募集，部分MUP 时限缩窄。完善双下肢肌肉 MRI 提示右小腿比目鱼肌脂肪化，累及全部肌肉组织，内外侧腓肠肌远端及腓骨肌轻度脂肪浸润（图 5-5）。

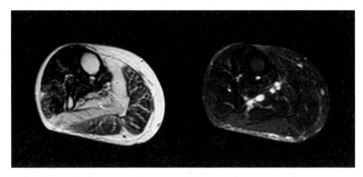

图 5-5　患者母亲右小腿 MRI

三、诊断及鉴别诊断

患者主要表现为下肢无力,结合患者体征,同时根据肌电图结果、肌肉 MRI、肌肉活检及基因检测,结合患者家系验证结果,诊断为 *FLNC* 位点突变导致的 MFM5 型。需要鉴别的疾病主要包括其他炎性肌病和代谢性肌病。炎性肌病是一组以骨骼肌炎性细胞浸润和肌纤维坏死为主要病理特征的异质性疾病,实验室检查显示血清肌酶明显升高,肌电图示肌源性损害。确诊要依靠肌肉活检发现炎性细胞浸润。但该患者肌酸激酶仅轻度升高,结合病理活检,可排除此诊断。代谢性肌病是由于肌肉细胞内能量供应异常而产生的一组疾病,以骨骼肌糖原和脂肪代谢异常为主,主要与糖原、脂质或线粒体代谢异常以及核基因异常有关。患者肌肉活检未提示线粒体、糖原和脂肪代谢异常的形态学改变,故排除此诊断。

四、治疗

目前 MFM 缺乏根本的治疗方法。本例患者给予乙酰左卡尼汀 0.25 g bid 口服改善代谢治疗。同时对患者进行宣教,避免劳累,预防感染,适度运动,防止关节畸形,积极进行随访,并且做好遗传咨询。

五、治疗结果、随访及转归

患者出院 1 个月后门诊随访,症状无明显加重,维持目前治疗。患者出院 3 个月后电话随访,症状稳定,未有感染等事件发生。

讨 论

MFM 是一类以肌原纤维溶解及降解产物异常沉积为骨骼肌病理特点的遗传性肌病,以缓慢进展的近端和远端无力为特点,具有高度的临床和遗传异质性。目前,已确认导致 MFM 的基因包括结蛋白(desmin,DES)基因、α-B-晶体蛋白(α-B-crystallin,CRYAB)基因、Z 盘选择性剪接 PDZ 蛋白(Z-disc alternatively spliced PDZ domain containing protein,ZASP)基因、肌收缩蛋白(myotilin,MYOT)基因、细丝蛋白 C(filamin,FLNC)基因和 BCL2 相关抗凋亡蛋白 3(B-cell CLL/lymphoma 2 associated athanogene-3,BAG3)基因,在已知致病基因的 MFM 中,结蛋白病可呈常染色体显性或者常染色体隐性遗传,其他类型均呈常染色体显性遗传。MFM 通常在成年期发病,可累及远端或近端肌群,可表现为慢性进行性肢体无力,肌无力可以累及近端或者远端肌肉,大部分患者以远端肌无力为主。不同突变的 MFM 在 MRI 上可呈现不同的肌群受累,通常 DES 基因和 CRYAB 基因突变的下肢肌肉 MRI 表现类似,主要表现为大腿的半腱肌、缝匠肌、股薄肌受累,而小腿层面腓骨肌受累明显重于胫前肌和小腿后群肌肉。MYOT 基因与 FLNC 基因突变的 MFM 的肌肉受累情况相似,大腿层面以大收肌、股二头肌、股内侧肌、半膜肌、股中间肌最常受累,而小腿层面以比目鱼肌、腓肠肌内侧头受累明显,该病例同样表现为大腿层面及比目鱼肌的受累。在其他临床表现方面,约 20% 的 MFM 患者有周围神经病变。15%～30% 的患者在疾病发展过程中出现心肌病或者以心肌病为主的临床症状。在肌肉病理上,MFM 以镶边空泡形成或蛋白质沉积为病理学特征,可表现为一个或多个无定形物质、球形体、分叶状、胞质体等。免疫组化染色主要表现为多种蛋白表达阳性。

FLNC 基因位于 7q32,含有 48 个外显子。目前已发现 48 号外显子的无义突变、18 号外显子的缺失突变和缺失/插入复合突变,从而引起蛋白质二级结构改变,导致肌纤维内出现大量细丝蛋白 C 及其他蛋白质聚集,该突变主要存在于德国种族中,但 18 号外显子的复合缺失突变由我国学者发现。此次我们发现的突变是位于 3 号外显子的杂合突变,既往未见报道,是一种全新的突变类型,通过 Phey2 和 SIFI 的蛋白预测软件发现此突变为有害突变,通过 Sanger

测序的方式发现其母同样携带有此突变,为此完善肌电图提示其母存在双下肢肌源性损害,此外肌肉磁共振见比目鱼肌群受累,但其母未有明确临床症状,考虑其母可能存在外显率不足的情况,使得临床症状不突出。在临床表现方面,与其他已报道的 FLNC 肌病一样,本例患者也在成年后缓慢发病,同时骨骼肌损害主要累及下肢,尚未累及上肢及躯干肌。在心肌损伤方面,既往的研究也表明 FLNC 肌病仅有 1/3 累及心肌,而本例患者心电图提示窦性心动过缓,但心超结果未提示心肌损伤,所以这仍需要长期随访。骨骼肌病理改变方面,本例患者第一次病理取材于股四头肌,但因脂肪化明显,无法进行 HE 染色和电镜检查;第二次取材于肱二头肌,但因患者上肢尚未出现临床症状,仅表现为个别肌纤维萎缩及 C5b9 沉积。患者肌酸激酶正常,炎性肌病证据不足,故暂未考虑患者为炎性肌病可能。患者因肌肉脂肪化严重,肌肉活检后续可能也无法提供进一步支持证据,可对患者家系进行随访,以期可以发现典型的病理改变。

　　MFM 的临床表现缺乏特异性,病情进展缓慢,确诊主要依赖于骨骼肌病理检查及基因检测。目前尚无有效治疗方法,临床以对症支持治疗为主,如增加营养,避免劳累,预防感染等。可使用物理疗法,预防或改善畸形和挛缩,维持活动功能。药物方面主要是采用 ATP、肌酐、维生素 E 等营养药物进行辅助治疗。如患者病变累及心肌出现心律失常或心脏传导阻滞,可植入心脏起搏器,心肌病晚期可考虑心脏移植,有呼吸衰竭时可给予持续性或双水平正压通气治疗。

总　结

　　本病例为国内首次报道的 FLNC 的 3 号外显子存在 c. 692T > C 突变导致的 MFM。患者表现为成年晚期起病的远端肌病,肌肉因脂肪化未见明确的病理改变。后经二代测序及 Sanger 验证最终确定 FLNC 基因致病突变。MFM 罕见,详细的体格检查、家族史询问、肌肉 MRI 和肌肉病理检查分析有助于寻找临床诊断的线索,为进行进一步的二代测序提供方向。

（金宏　陈静　曹钰兰　毛成洁　刘春风）

【参考文献】

［1］FISCHER D, KLEY R A, STRACH K, et al. Distinct muscle imaging patterns in myofibrillar myopathies［J］. Neurology, 2008, 71(10): 758 – 765.

［2］VORGERD M, VAN DER VEN P, BRUCHERTSEIFER V, et al. A mutation in the dimerization domain of filamin c causes a novel type of autosomal dominant myofibrillar myopathy［J］. Am J Hum Genet, 2005, 77(2): 297 – 304.

［3］SHATUNOV A, OLIVE M, ODGEREL Z, et al. In-frame deletion in the seventh immunoglobulin-like repeat of filamin C in a family with myofibrillar myopathy［J］. Eur J Hum Genet, 2009, 17(5): 656 – 663.

［4］洪道俊, 栾兴华, 郑日亮, 等. 细丝蛋白 C 肌病基因存在新的插入缺失突变［J］. 中华神经科杂志, 2009, 42(11): 758 – 761.

［5］KLEY R, HELLENBROICH Y, VAN P, et al. Clinical and morphological phenotype of the filamin myopathy: a study of 31 German patients［J］. Brain: A journal of neurology, 2007, 130(Pt12): 3250 – 3264.

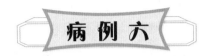

强直性肌营养不良 1 型

强直性肌营养不良(myotonic dystrophy，DM)是一种以进行性肌无力、肌萎缩、肌强直及多系统受累为表现的常染色体显性遗传病。根据致病基因情况,本病分为 DM1 和 DM2 两型,DM1 型致病基因位于染色体 19q13.3,是由于强直性肌营养不良蛋白激酶(*DMPK*)基因的 3' 非编码区三核苷酸 CTG 重复次数异常扩增而致病。本病目前没有根治办法,以遗传咨询为基础,辅以对症治疗及防止并发症治疗。因此,早期识别和诊断对患者家庭优生优育及提高患者生活质量尤为重要。现报道 1 例 DM1 型患者的临床资料,以加深临床医生对该疾病的认识。

临床资料

一、一般资料

患者男性,40 岁,因“渐进性四肢无力 4 年余”于 2022 年 1 月 20 日入住苏州大学附属第二医院治疗。患者于 2018 年无明显诱因出现双上肢无力,远端为主,左侧较右侧明显,无波动性,无肢体麻木,无肌肉疼痛,当时未重视。2020 年患者双上肢无力加重,逐渐进展至双下肢无力,同时出现行走不稳,无饮水呛咳和吞咽困难。1 年前患者双下肢无力进一步加重,出现爬楼、登高困难,现患者平地行走困难。病程中,患者饮食不规律,睡眠正常,大小便正常,近期体重变化不明显。患者 20 年前在染布坊工作。10 年前有锁骨骨折手术史,恢复可。半个月前行胆囊切除术。否认家族遗传史,育有一子,儿子体健,体育成绩良好。神经科查体:MoCA 29 分,MMSE 30 分。斧状脸,神志清,言语欠清晰,对答切题,定向、记忆、计算力正常,颈软,闭目 4 级,余面部肌力 5 级,屈颈 3 级,上肢平举 4 级,屈肘 5 级、伸肘 5 级,屈腕 4 级、伸腕 4 级、屈指 3 级、伸指 3 级。屈髋 5 级,伸髋 5 级,大腿内收、外展 5 级,伸膝 5 级,屈膝 5 级,足背屈 3 级、跖屈 3 级,趾背屈 3 级、跖屈 3 级,四肢腱反射(+),双侧掌颌反射阴性,双侧 Babinski 征阴性,深浅感觉正常,四肢肌张力正常,颞肌及咬肌萎缩,叩击肌肉未见肌球。

二、辅助检查

完善自身抗体、体液免疫、红细胞沉降率、抗链球菌溶素 O、肌炎抗体、免疫固定电泳、血尿游离轻链、空腹血糖、糖化血红蛋白、输血前检查、凝血全套、甲状腺功能、电解质、肾功能、肌酸激酶、乳酸脱氢酶、同型半胱氨酸、水溶性维生素检测均未见明显异常。红细胞计数 3.91×10^{12}/L(正常值 3.91×10^{12} ~ 5.8×10^{12}/L)、血红蛋白 116 g/L(正常值 130 ~ 175 g/L)、红细胞比容 34.9%(正常值 40% ~ 50%)、血小板 369 $\times 10^9$/L(正常值 125×10^9 ~ 350×10^9/L)、天门冬氨酸氨基转移酶 39 U/L(正常值 7 ~ 38 U/L)、丙氨酸氨基转移酶 51 U/L(正常值 4 ~ 43 U/L)、γ-谷氨酰转移酶 154 U/L(正常值 11 ~ 50 U/L)、铁蛋白 530 ng/mL(正常值 30 ~ 400 ng/mL),促红细胞生成素 19.83 mIU/mL(正常值 2.59 ~ 18.5 mIU/mL)、总前列腺特异性抗原 4.93 ng/mL(< 4 ng/mL)。

动态心电图:窦性心律,偶见房性早搏。心脏彩超:主动脉瓣硬化伴轻微关闭不全,EF 为 62%。胸部 CT:两肺炎性病变(间质性炎为主可能),右肺少许陈旧性病变,胆囊窝区致密影,两侧竖脊肌脂肪浸润。肺功能:小气道功能阻塞,肺总量正常,残气量正常,残总比值正常,弥散功能正常,FEV1.0/FVC% 为 84%。头颅 + 颈椎 MRI:双侧额顶叶皮层下白质少许异常信号灶,考虑缺血性改变。下肢大小腿 MRI:大小腿肌肉弥漫性水肿伴脂肪变性(图6-1)。肌电图:肌源性损害改变,静息状态下可见肌强直电位(表6-1)。聚合酶链式反应(PCR) + 毛细管电泳法检测强直性肌营养不良基因示 DMPK 基因非编码区中 CTG 重复次数分别为 12 和 >100 次,其中一个等位基因重复次数超出正常范围(正常人该序列重复次数为 5 ~ 34 次),前突变为 35 ~ 49 次,完全外显为 ≥ 50 次,符合 DM1 型致病特征。

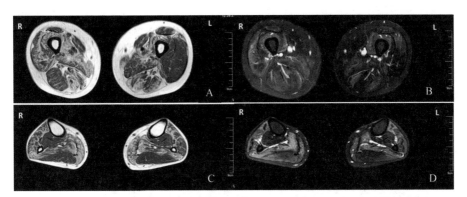

A：T1 加权成像（大腿）；B：T2 脂肪抑制像（STIR）（大腿）；C：T1 加权成像（小腿）；
D：T2 脂肪抑制像（STIR）（小腿）。

图 6-1　患者大腿肌肉及小腿肌肉 MRI

表 6-1　患者电生理检查结果

肌肉名称	插入电位	自发电位			多相波	运动单位电位波幅/时限	募集
		纤颤	正锐	强直电位			
左侧肱二头肌	−	−	−	+++	−	缩窄	正常
左背侧骨间肌 I	−	−	−	+++	−	缩窄	正常
左侧胫前肌	−	−	−	+++	−	缩窄	正常
右侧股四头肌外侧头	−	−	−	+++	−	缩窄	正常

左侧股四头肌肌肉活检：形态符合肌源性损害，考虑 DM 或肌强直性肌病可能性大（图 6-2）。

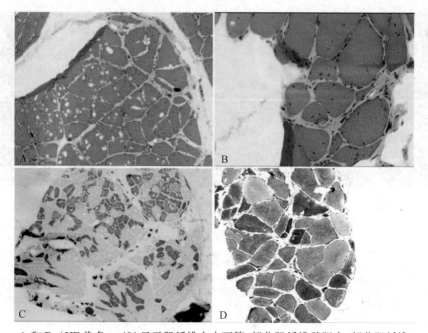

A 和 B：(HE 染色×40)显示肌纤维大小不等,部分肌纤维稍肥大,部分肌纤维萎缩,少许肌纤维核聚集,个别核链形成,未见肌浆块,肌纤维变性坏死不明显,未见肌纤维胞质内脂滴或空泡,未见破碎红纤维、镶边空泡或管聚集,未见束周萎缩或束周坏死,未见小角化纤维或成群萎缩,肌束膜及肌内膜纤维组织轻度增生,炎症细胞不明显。C：(ATPase 染色×40)两型肌纤维镶嵌分布,未见同型肌纤维群组化。D：(Dysferlin 免疫组化×40)肌纤维膜及胞质阳性。

图 6-2　左侧股四头肌病理改变

三、诊断与鉴别诊断

患者慢性病程,病情逐渐进展,电生理提示肌源性损害肌电改变,静息状态下可见肌强直电位,完善大小腿肌肉磁共振示弥漫性水肿伴脂肪变性,完善肌肉活检示形态符合肌源性损害,考虑 DM 或肌强直性肌病可能。完善 DM 基因检测示 *DMPK* 基因非编码区中 CTG 重复次数分别为 12 和 >100 次,其中一个等位基因重复次数超出正常范围,符合 DM1 型致病特征,诊断 DM1 型。

该患者主要表现为进行性四肢无力,以闭目及四肢远端无力为主。根据该患者疾病特点,主要须与以下疾病鉴别。

(1)先天性肌强直:一种幼儿及儿童期起病的骨骼肌离子通道病,由氯离子通道基因(*CLCN1*)发生突变所致。患者呈运动员体形,伴肌肉强直,且具有休息后突然运动时肌强直明显,反复活动后减轻的"热身"现象。肌电图检查表现为肌强直放电,但无肌源性损害,基因检测示 *CLCN1* 基因突变。本例患者青年起病,伴远端肌肉无力,完善基因检测示 *DMPK* 基因的非编码区 CTG 重复次数异常扩增,故不支持该病。

（2）先天性副肌强直：一般在婴幼儿期起病,是钠离子通道基因（*SCN4A*）突变所致的常染色体显性遗传性疾病,常有发作性无力,亦有强直表现,但无"热身"现象,肌电图可见肌强直放电,基因检测示 *SCN4A* 基因缺陷。本例患者起病年龄晚,肢体无力无发作现象,基因检测不支持该病。

（3）遗传性远端肌病：常表现为前臂及小腿无力和萎缩,可有心肌受累,肌电图示肌源性损害,无明显肌强直电位,肌活检可见镶边空泡,基因检测有助于进一步明确。本例患者以四肢远端无力为主,但肌电图见肌强直电位表现,故不支持该诊断。

四、治疗

患者住院期间予对症支持治疗,服用甘草酸二胺肠溶胶囊 150 mg tid、甲钴胺片 0.5 mg tid 治疗。

五、治疗结果、随访及转归

患者住院期间肢体无力未见明显好转,后期定期随访患者及家系情况。

讨　论

DM 是一种影响骨骼肌、心脏、神经系统和眼睛等多器官多系统的常染色体显性遗传疾病,可分为 DM1 型和 DM2 型。该病最早在 1909 年报道。该病罕见,全球 DM1 型患病率为每 10 万人 9.27 例（95% CI：4.73～15.21）,任何年龄段均可发病。其典型临床表现为四肢远端无力,肌肉萎缩及肌强直,此外还累及面部及中轴肌群,出现上睑下垂,颞肌萎缩及颈部肌肉无力,吞咽及言语功能受累,发病年龄及症状的严重程度与 CTG 重复次数相关,患者的运动功能可通过热身运动得到改善。DM2 型致病基因定位在染色体 3q21 的锌指蛋白 9 基因（*zNF9*）,因其内含子 CCTG 重复序列的扩增而致病。因此,DM1 型与 DM2 型具有不同的临床表现,后者以近端肌肉受累为主,肌肉肥大和肌肉疼痛表现突出，肌肉萎缩少见，很少累及中枢神经系统，因此一般 DM1 型会较 DM2 型的病情更为严重。本例患者起病年龄 36 岁，临床表现为四肢无力逐渐进展，远端无力为主，伴颞肌及咬肌萎缩，闭眼无力，中轴肌无力，言语欠清晰，但无明显肌强直表现，结合患者发病年龄、临床表现及 CTG 重复次数，考虑为轻度 DM1 型。

DM1 型患者其他常见的受累系统及器官包括眼（晶状体）、心脏（传导系统）、平滑肌（胃肠道、子宫）、内分泌系统（睾酮、胰岛素、生长激素）、中枢神经系统（尤其是前颞叶及额叶），因而可有早发白内障、心律失常、心脏传导阻滞、胆囊结石、腹泻、男性秃顶、睾丸萎缩、生育功能下降、胰岛素抵抗、日间嗜睡、认知功能减退、皮肤肿瘤等临床表现，类似于人类过早衰老。DM 患者头颅 MRI 常有前额叶和颞叶的脑白质高信号病灶，而脑萎缩和脑室增大是 DM1 型早期表现。在其他系统疾病的排查中，该患者被发现存在消化系统症状，已行胆囊手术；存在主动脉瓣硬化伴轻微关闭不全，但未见传导阻滞情况；存在肺部炎症，肺功能检查提示小气道功能阻塞。患者头颅 MRI 可见皮层下白质少许异常信号灶，深部脑白质缺血及脑萎缩（海马萎缩较明显），完善认知功能评估基本正常。患者无视物模糊表现，无代谢综合征等情况，尚需定期随访评估患者系统性病变情况。

DM 患者往往肌酸激酶指标正常或轻度升高，肌强直放电和肌源性改变是 DM1 型的重要肌电特征，且往往肌电图检出的受累区域比临床表现更为广泛。肌肉 MRI 常出现肌肉脂肪化及萎缩，研究报道，在中国 DM1 型患者中，腓肠肌内侧头、比目鱼肌、胫骨前肌和除股直肌外的大腿前群肌是下肢受影响最严重的肌肉，肌肉活检经常显示中央核增加，I 型纤维萎缩和环状纤维。但是诊断 DM1 型的"金标准"是在 DMPK 基因中发现（CTG）n 异常重复扩增，当异常扩增超过 50 次即有意义。本例患者临床表现为四肢远端肌肉无力，但肌电图示近端及远端肌肉均有大量的强直电位，支持 DM 电生理表现，患者临床上并没有肌强直表现，考虑患者存在无症状肌强直。

DM1 型患者致病基因中 CTG 重复扩增不稳定，具有遗传早现现象，即（CTG）n 拷贝数逐代增加，因而发病年龄一代比一代早，症状一代比一代严重。患者否认家族遗传病史，父母及儿子均未见类似表现，但仍要考虑遗传早现情况，筛查患者家系电生理检查情况及家系基因以明确，持续追踪随访患者家系情况，做到早期发现，优生优育。

DM1 型目前还没有根治的方法,许多基因药物仍在临床及临床前期研究,中等程度有氧运动对患者具有一定的帮助,此外,针对多系统受累,可使用对症药物。DM1 型患者平均死亡年龄为 50 岁,但这与基因重复次数相关。死因主要是心脏并发症及呼吸衰竭,因此需加强患者护理。但该患者症状轻微,对于轻度 DM,寿命可正常。

总　结

临床上对于慢性病程、肌肉无力、肌强直及肌萎缩为显著特点,合并多系统受累的患者,应考虑进一步完善肌电图及 DM 基因检测,以防止误诊、漏诊。同时对患者进行多系统及家族遗传史评估,予对症治疗及康复指导以提高患者生活质量,延长患者寿命,同时指导优生优育,为患者减轻家庭负担。

(曹钰兰　陈静)

【参考文献】

[1] BROOK J D, MCCURRACH M E, HARLEY H G, et al. Molecular basis of myotonic dystrophy:expansion of a trinucleotide(CTG)repeat at the 3' end of a transcript encoding a protein kinase family member[J]. Cell, 1992, 68(4):799 - 808.

[2] STEINBERG H, WAGNER A. Hans Steinert:100 years of myotonic dystrophy[J]. Nervenarzt, 2008, 79(8):961 - 962, 965 - 970.

[3] LIAO Q, ZHANG Y, HE J, et al. Global Prevalence of Myotonic Dystrophy:An Updated Systematic Review and Meta-Analysis[J]. Neuroepidemiology, 2022, 56(3):163 - 173.

[4] TURNER C, HILTON-JONES D. Myotonic dystrophy:diagnosis, management and new therapies[J]. Curr Opin Neurol, 2014, 27(5):599 - 606.

[5] Johnson N E. Myotonic Muscular Dystrophies[J]. Continuum (Minneap Minn), 2019, 25(6):1682 - 1695.

[6] MINNEROP M, GLIEM C, KORNBLUM C. Current Progress in CNS Imaging of Myotonic Dystrophy[J]. Front Neurol, 2018, 9:646.

[7] LI M, WANG ZJ, CUI F, et al. Electrophysiological features of patients with myotonic dystrophy type 1[J]. Zhonghua Yi Xue Za Zhi, 2013, 93(5):345 - 347.

[8] SONG J, FU J, MA M, et al. Lower limb muscle magnetic resonance imaging in

Chinese patients with myotonic dystrophy type 1[J]. Neurol Res, 2020, 42(2): 170 – 177.

[9] MEOLA G. Clinical and genetic heterogeneity in myotonic dystrophies[J]. Muscle Nerve, 2000, 23(12): 1789 – 1799.

[10] 许波, 唐北沙, 张玉虎, 等. 强直性肌营养不良一家系报告[J]. 中华神经科杂志, 2003, 36(6): 483.

[11] TIMCHENKO L. Development of Therapeutic Approaches for Myotonic Dystrophies Type 1 and Type 2[J]. Int J Mol Sci, 2022, 23(18).

[12] MACKENZIE S J, HAMEL J, THORNTON C A. Benefits of aerobic exercise in myotonic dystrophy type 1[J]. J Clin Invest, 2022, 132(10).

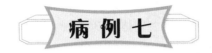

睡眠相关过度运动性癫痫

睡眠相关过度运动性癫痫（sleep-relate hypermotor epilepsy，SHE）是一类主要在睡眠中发作的局灶性癫痫，发作类型包括阵发性觉醒、夜间阵发性肌张力障碍、阵发性夜间梦游，患者可表现为一种或多种类型的癫痫发作形式。由于其异常的癫痫症状，在睡梦中发作，普通常规脑电图和头颅 MRI 无明显异常，使得 SHE 与夜间睡眠障碍的鉴别有一定困难，为进一步提高临床医生对该病的认识，现报道 1 例我院收治的 SHE 患者。

临床资料

一、一般资料

患者女性，24 岁，右利手，因"反复发作性意识丧失、双上肢挥舞 4 年"于 2022 年 7 月 24 日至苏州大学附属第二医院就诊。患者 4 年前怀孕约 3 个月时突然出现意识丧失、双眼紧闭、双上肢挥舞，发作持续约 2 分钟后缓解，无口吐白沫，无二便失禁，醒后不能回忆（家属描述），最严重时每天发作 4~5 次，白天及夜间均有发作。当时患者因为怀孕未做任何检查和治疗。足月顺产后，患者在外院行脑电图检查未见异常（患者口述，未见报告），后辗转多家医院，诊断为癫痫，曾先后服用拉莫三嗪、丙戊酸钠、苯巴比妥、吡拉西坦治疗，服药不规律，控制效果差，后自行停药，停药后发作较前加重，后再次服药治疗，至就诊时服用丙戊酸钠片和吡拉西坦治疗，自述现仍每夜发作一次，多在 0 时至 4 时之间，今为进一步明确诊断，至我院就诊。病程中，患者食欲正常，睡眠差,二便正常,体重无明显改变。否认有热性惊厥病史,否认有脑炎、头颅外伤史,否认有高血压、糖尿病、肝肾功能不全等疾病史。出生后居住原地,否认有冶游史,无特殊不良嗜好。育有一子,体健。月经正常。否认家族成员有类似症状及其他遗传性疾病史。入院查体:T 36 ℃,BP 123/67 mmHg,神志清楚,对答切题,高级皮层功能粗测正常,双瞳直径 3 mm,等大等圆,对光反射灵敏,双侧鼻唇沟对称,伸舌居中,颈软,四肢肌力 5 级,肌张力正常,感觉无异常,四肢腱反射存在,共济运动正常,双侧 Babinski 征未引出。

二、辅助检查

入院后完善相关检查,血常规、凝血全套、生化全套、同型半胱氨酸、电解质、甲状腺功能全套、自身免疫抗体初筛、抗心磷脂抗体、体液免疫、肿瘤全套等大致正常。完善颅脑平扫 + 增强 MRI:未见明显异常。常规心电图未见异常。MMSE、MoCA 评分均正常。8 月 3 日进一步完善 24 小时长程视频脑电图(video-EEG),结果如下。① 发作间期脑电图:清醒及睡眠各期可见两额为主有较多中高幅棘波、多棘波、棘慢波、慢波发放,左右基本对称(图 7-1 和图 7-2,箭头);② 发作期脑电图:共记录到 9 次临床发作,8 次出现在 NREM2期,1 次出现在思睡期,视频监测显示 9 次发作时的表现类似,突然出现头部左右晃动,双上肢上举,躯体左右晃动(甚至转为趴卧位),继而双上肢拍打,双下肢踢蹬,口咽部发出呜呜的声音,发作结束时出现喘气,持续约 30 秒终止。9 次发作均可见大量运动伪差,掩盖脑电背景,发作结束后转为清醒期背景。同期脑电图表现为首先出现基线漂移、继而背景减低/低平、出现低中幅快活动节律(图 7-3 和图 7-4,红圈),随后出现大量体动伪差,掩盖脑电背景,随后发作停止,转为清醒期背景脑电图(图 7-5 和图 7-6)。

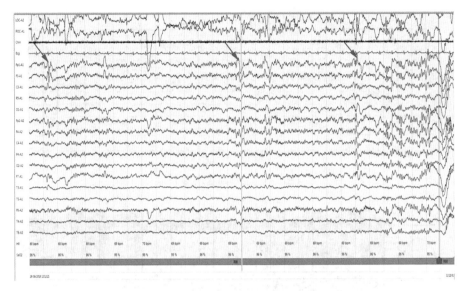

图 7-1 发作间期清醒期脑电图

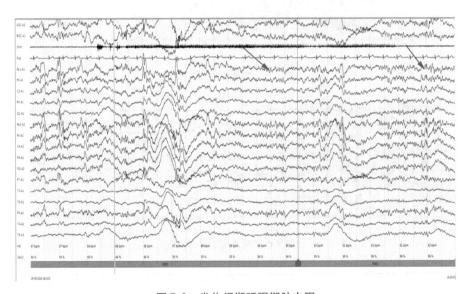

图 7-2 发作间期睡眠期脑电图

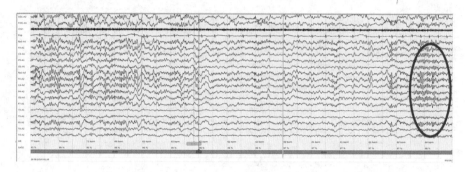

图7-3 发作期脑电图1

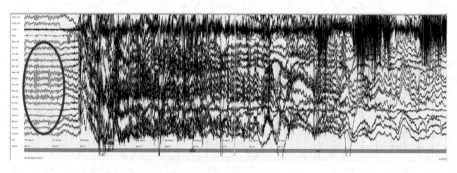

图7-4 发作期脑电图2

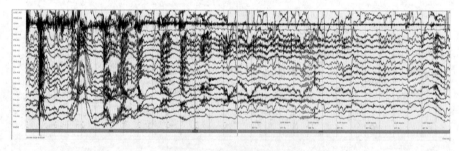

图7-5 发作期脑电图3

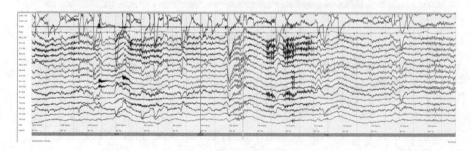

图7-6 发作期脑电图4

三、诊断及鉴别诊断

患者为青年女性，妊娠期起病，慢性病程，主要临床表现为反复发作性意识丧失，双上肢挥舞 4 年，未规范服用抗癫痫药物治疗，症状控制不佳。临床症状具有短暂性、刻板性、运动性等特点；查体未见异常神经系统体征。辅助检查：视频脑电图发现发作间期可见醒睡各期两额为主有较多中高幅棘波、多棘波、棘慢波、慢波发放，左右基本对称；视频检查共发现 9 次临床发作，主要以睡眠期为主，每次发作持续时间 30 秒左右，同期脑电图有相应特征改变。根据以上特点，诊断为 SHE。鉴别诊断主要包括以下几类疾病。① 异态睡眠：异态睡眠是一组睡眠障碍，特征性表现为在睡眠或睡醒转换过程中发生的异常，表现为不愉快的运动、语言或行为事件。异态睡眠可发生在睡眠非快速眼动和快速眼动阶段，每晚可能只发生 1 次，且儿童多见，青春期多消失。该例患者是青年起病，夜间或睡眠中多次出现，视频脑电监测显示发作间期可见额叶癫痫波发放，记录多次短暂临床发作事件。② 发作性运动障碍：发作性运动障碍是一组异质性综合征，其特征是反复发作的间歇性或偶发性突然发作的不自主运动，不伴有意识丧失，其异常运动可表现为肌张力障碍、舞蹈样动作、幅度较小的投掷样动作或手足徐动症，对抗发作药物治疗无效。而该患者发作期有明显的意识障碍，视频脑电有特征性癫痫波。

四、治疗、随访及预后

患者确诊 SHE 后调整抗癫痫药物为卡马西平 200 mg 口服，每晚 1 次。出院 1 周及 1 个月随访，患者发作症状较前明显缓解，生活正常自理，无不适主诉及不良反应，监测血药浓度范围正常。

讨　论

睡眠相关过度运动性癫痫，最初被称为"夜间阵发性肌张力障碍"，它是1981 年被意大利学者 Lugaresi 首先发现并描述的疾病，最初被认为是觉醒引发的睡眠运动。1990 年，Tinuper 等研究者发现这种睡眠中出现的过度运动性动作，本质是额叶的痫性发作，故命名为"夜间额叶癫痫"。后来大家发现这种过度运动性癫痫不仅仅在夜间发生,更多与睡眠相关,其次这种过度运动性发作也可能起源于额叶以外,因此对于"夜间额叶癫痫"这个命名一直存在争议和分歧。2014年,研究者们在意大利召开的癫痫睡眠相关的学术会议上,将该疾病更名为睡眠相关过度运动性癫痫(sleep-relate hypermotor epilepsy,SHE)。

SHE是一种罕见疾病,患病率约在1.8/10万,多在青少年时期起病,起病高峰年龄为10～20岁。目前对于SHE的病因并不清楚,现阶段的研究认为可能与结构性异常如局灶性皮质发育不良、获得性损伤以及基因遗传因素相关。在基因研究方面,SHE包括散发性和家族性,以散发性最为常见,常染色体显性遗传率为8%～43%,目前发现的相关基因突变有:烟碱型乙酰胆碱受体(nAChRs)相关基因突变、GATOR1复合体相关基因突变、*KCNT1*基因突变、促肾上腺皮质激素释放激素(CRH)相关基因突变,以及*5TY1B*、*STX1B*、*PRIMA1*、*CaBP4*基因突变等。本例患者头颅MRI平扫及增强检查未发现异常,也没有明确的家族遗传病史,遗憾的是患者拒绝基因检测,故未能分析患者是否存在基因相关方面的异常。因此,该SHE病例属于病因未明类型,尚无法进一步确定散发或遗传因素影响。

SHE主要临床表现为突发突止的、短暂的、刻板的运动性发作,持续时间小于2分钟,运动性发作多呈"过度运动",如双手或双足的运动性发作、踢打、拍手、摩擦双手、拥抱,伴或不伴运动相关的自动症和自主神经改变,意识保留或不保留。发作性运动症状多在睡眠中出现,脑电图和头颅MRI可无特征性改变,因此临床上SHE和其他非癫痫性夜间发作性睡眠障碍的鉴别存在一定困难。为此,相关专家根据对该疾病的现有认识,制定了SHE诊断标准,主要包括三个等级,即可能的SHE、临床诊断的SHE、确诊的SHE。

(1)可能的SHE(主要通过临床症状拟诊):临床症状学上有明显和暴力的过度运动性行为,与视频分析记录基本一致,需要怀疑SHE可能。

(2)临床诊断的SHE(通过视频录像):临床诊断SHE需要过度运动行为的视频音频记录,视频记录中至少应该记录1个事件发生过程,最好记录2个完整事件过程,包括整个事件的发生、演变和偏移。

(3)确诊的SHE(通过视频脑电):有明确的夜间睡眠记录或睡眠剥夺后的日间睡眠记录,记录中有明确的过度运动性事件,以及与之相关的癫痫放电,或与发作性事件相关的发作间期癫痫样放电,可以确诊SHE。

结合SHE诊断标准,本例患者病程4年,临床出现反复刻板的过度运动性事件,如双手挥舞拍打、双下肢踢蹬、口咽部发出呜呜的声音等;视频长程脑电图可记录每次发作持续时间,约 30 秒;视频脑电监测记录 9 次临床发作事件,8 次在非快速眼动的睡眠 2 期,1 次在思睡期,且发作间期有双侧额叶痫样放电。综合患者临床症状、辅助检查结果,符合确诊的 SHE 诊断标准。

对于 SHE 的治疗,卡马西平仍是目前的首选药物,标准治疗剂量是 200 ~ 1000 mg、每晚 1 次。目前研究发现,这一治疗方案对约 2/3 的患者有效(20% 完全控制,约 48% 明显缓解)。其他抗癫痫发作药物如奥卡西平、托吡酯、拉考沙胺、乙酰唑胺、拉莫三嗪、唑尼沙胺等也被证实对部分患者有效。本例患者使用卡马西平 200 mg 治疗后,癫痫发作症状较前明显缓解。此外,一些小样本研究发现,一些非抗癫痫发作的药物如尼古丁、奎尼丁、过氧化物酶体增殖物激活受体等对部分患者有效。研究发现药物治疗对于 SHE 长期预后并不理想,有 1/3 的患者会出现耐药,对于难治性 SHE 或者颅内有明确病灶的患者需要考虑手术,手术治疗可以控制部分患者发作症状,从而改善患者的睡眠质量。因此,SHE 的患者在随访过程中需要定期监测药物疗效及发作情况,为治疗策略的制定提供依据。

SHE 与睡眠障碍性疾病诊断容易混淆,研究显示 53.7% 的 SHE 病例在平均 12.8 年后才得到确诊。SHE 频繁发作不仅严重影响患者生活质量,而且会增加阻塞性睡眠呼吸暂停、认知损害,甚至猝死等风险。尽早识别该疾病、选择合适的治疗方法对控制患者症状,提高生活质量尤为关键。因此,我们通过报道该病例,以期普及对 SHE 的认识,从而有利于更进一步探索该疾病。

总　结

对于出现夜间睡眠中癫痫发作,尤其表现为过度运动性发作的患者应想到 SHE,并与其他类型的夜间睡眠障碍进行鉴别。完善长程视频脑电图有助于诊断,必要时可完善基因检测。卡马西平是目前治疗 SHE 的首选药物,应及时识别并选择合适的治疗方案。

(汪东兴　邹蓉　李向　戴永萍)

【参考文献】

[1] 徐佳慧,金博,张力三,等. 睡眠相关过度运动性癫痫的研究进展[J]. 浙江大学

学报(医学版), 2020, 49(4): 425 – 430.

[2] 陈泽, 王晓丽, 王则直, 等. 快速眼球运动期发作的睡眠相关过度运动性癫痫的临床和电生理研究[J]. 中华神经科杂志, 2022, 55(8): 819 – 825.

[3] 熊建蓉, 陈翔. 睡眠相关过度运动性癫痫的研究进展[J]. 中华神经科杂志, 2020, 53(2): 143 – 146.

[4] WOLKING S, MAY P, MEI D, et al. Clinical spectrum of STX1B-related pileptic disorders[J]. Neurology, 2019, 92(11): e1238 – e1249.

[5] HILDEBRAND M S, TANKARD R, GAZINA E V, et al. PRIMA1 mutation: a new cause of nocturnal frontal lobe epilepsy[J]. Ann Clin Transl Neurol, 2015, 2(8): 821 – 830.

[6] CHEN Z H, WANG C, ZHUO M Q, et al. Exome sequencing identified a novel missense mutation c. 464G > A (p. G155D) in Ca^{2+}-binding protein 4 (CABP4) in a Chinese pedigree with autosomal dominant nocturnal frontal lobe epilepsy[J]. Oncotarget, 2017, 8(45): 78940 – 78947.

[7] ASIOLI G M, ROSSI S, BISULLI F, et al. Therapy in Sleep-Related Hypermotor Epilepsy (SHE)[J]. Curr Treat Options Neurol, 2020, 22(1):1.

[8] BRODTKORB E, MYREN-SVELSTAD S, KNUDSEN-BAAS K M, et al. Precision treatment with nicotine in autosomal dominant sleep-related hypermotor epilepsy (ADSHE): An observational study of clinical outcome and serum cotinine levels in 17 patients[J]. Epilepsy Res, 2021, 178: 106792.

[9] LICCHETTA L, BISULLI F, VIGNATELLI L, et al. Sleep-related hypermotor epilepsy: Long-term outcome in a large cohort[J]. Neurology, 2017, 88(1): 70 – 77.

[10] LOSURDO A, PROSERPIO P, CARDINALE F, et al. Drug-resistant focal sleep related epilepsy: results and predictors of surgical outcome[J]. Epilepsy Res, 2014, 108(5): 953 – 962.

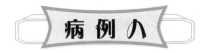

产单核细胞李斯特菌脓毒血症继发脑膜脑炎

李斯特菌在自然环境中广泛分布,其中仅有产单核细胞李斯特菌(listeria monocytogenes,LM)对人类具有致病性。侵袭性李斯特菌病分为败血症、神经李斯特菌病和母体-新生儿感染三种形式。LM致中枢神经系统感染发病率呈升高趋势,但国内报道病例甚少。由于其临床表现和脑脊液结果常与其他类型中枢神经系统感染相似,临床医生极易误诊。现报道1例大疱病合并LM脓毒血症继发脑膜脑炎的病例,以提高临床医生对该病的认识。

临床资料

一、一般资料

患者男性,78岁,因"反复发热1月余,意识障碍5天"于2022年5月19日转入神经内科重症监护病房(ICU)。患者于3月21日因"周身红斑丘疹伴皮肤瘙痒10余年,加重20天"收住苏州大学附属第二医院皮肤科,诊断为大疱病,予甲泼尼龙、丙种球蛋白等治疗。住院期间,3月24日晚患者出现发热,热峰38.3℃,予物理降温后体温下降,完善双管双侧血培养阴性,3月25日行皮肤病损切除术。4月6日患者再次持续高热,热峰39℃,次日早上患者热峰达39.7℃,伴神志嗜睡,小便失禁,呼吸急促,脉氧一过性降至90%,炎症指标明显升高,复查血培养见LM,诊断为脓毒血症并转入ICU,予比阿培南0.6 g q12h + 利奈唑胺0.6 g q12h抗感染。4月15日患者再次发热,热峰38.8℃,调整抗生素方案为哌拉西林钠他唑巴坦钠4.5 g q8h 联合利奈唑胺0.6 g q12h。体温稳定第10日复查血培养阴性,4月28日抗生素降阶梯为阿莫西林钠0.5 g q6h + 利奈唑胺0.6 g q12h。4月30日患者再次发热,热峰38.5 ℃,复查血培养均为阴性。5月6日患者出院后口服甲泼尼龙片28 mg qd及阿莫西林抗感染。5月8日患者在家中再次发热,热峰39 ℃。5月12日患者再次因发热至外院就诊,血液NGS结果示巨细胞病毒、人多瘤病毒1型、细环病毒及EB病毒阳性,细菌阴性,急诊予更昔洛韦联合头孢西丁钠抗感染。5月13日至我院就诊并收住消化科,予更昔洛韦抗病毒治疗。入院后患者间断高热,热峰39.2 ℃,同时伴神志嗜睡,精神欠佳,颈稍强直,高热时胡言乱语。5月17日调整抗生素为更昔洛韦0.3 g q12h抗病毒,头孢曲松钠2 g q12h联合利奈唑胺0.6 g q12h经验性抗感染。5月18日我科会诊后完善腰椎穿刺术,脑脊液测压330 mmH$_2$O,予甘露醇100 mL q8h降颅压,5月19日转入神经内科ICU。病程中,患者无尿频,尿色异常,食纳减少,大便正常,夜眠尚可,体重近1个月下降10 kg。患者有大疱病病史10年余,病程迁延反复,现口服激素治疗。有过敏家族史,女儿有湿疹病史,孙女有神经性皮炎病史。

入院查体:体温36 ℃,神志嗜睡,精神烦躁,应答切题,双侧瞳孔等大等圆,双瞳直径1.0 mm,对光反射迟钝,伸舌居中,右侧病理征可疑阳性,左侧病理征阴性,颈强直,脑膜刺激征阳性,四肢肌力查体不能配合,可见四肢自主活动。头面部、四肢、躯干大量暗红斑丘疹,上覆鳞屑、结痂、脱屑,躯干部分新发红斑丘疹,头面部红斑、脱屑较前好转,腋窝、股间密集疣状增生,皮下脂肪明显减少。

二、辅助检查

入院后完善检查,血常规:白细胞19.4×10^9/L,中性粒细胞百分比94.8%,C反应蛋白146.3 mg/L(正常值0～10 mg/L)。体液免疫补体C3 0.69 g/L(正常值0.79～1.52 g/L)。甲功三项 + TGA + TPO + TRAB:TRAB 7.15 IU/L(正常值<1.22 IU/L),TSH 0.29 μIU/mL(正常值0.35～4.94 μIU/mL)。男性常规肿瘤全套:SCC 16.5 ng/mL(正常值<1.5 ng/mL)。自身抗体初筛:抗SSB/La(±)。血清Th1/Th2/Th17细胞因子:肿瘤坏死因子4.553 pg/mL(正常值<3.5 pg/mL)。IgE > 2 500 IU/mL。5月18日行腰椎穿刺,脑脊液常规检查:白细胞计数225×10^6/L(正常值0～8×10^6/L),多个核细胞35%(正常值0～10%)。脑脊液生化分析:总蛋白2 290 mg/L(正常值150～

450 mg/L),糖定量 4.86 mmol/L(正常值 2.50 ~ 4.50 mmol/L),氯化物 108.5 mmol/L(正常值 120 ~ 132 mmol/L)。5 月 19 日查电解质:钠 119 mmol/L(正常值 135 ~ 145 mmol/L),氯 82.8 mmol/L(正常值 98 ~ 107 mmol/L)。5 月 22 日脑脊液培养及镜检见较多革兰阳性小杆菌,经分析符合 LM(图 8-1)。G 试验、GM 试验、结核分枝杆菌 DNA、EB 病毒 DNA 及抗体 IgM、巨细胞病毒 DNA、红细胞沉降率、凝血功能、输血前检查均未见异常。颅脑 MRI 平扫及增强:右侧侧脑室后角旁斑点状 DWI 高信号灶,考虑新发脑梗死可能,脑实质及脑膜未见明显强化(图 8-2)。常规脑电图:不正常脑电地形图,两后部、两额颞部脑区见有很多中高幅慢活动出现,左右交替出现为主。肌电图提示周围神经源性损害。

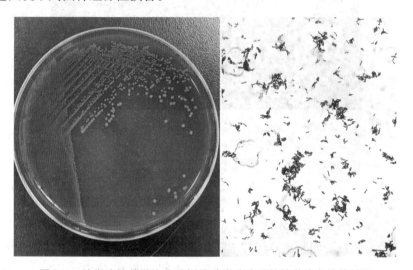

图 8-1　脑脊液培养微生物平板及脑脊液病原体培养染色镜检结果

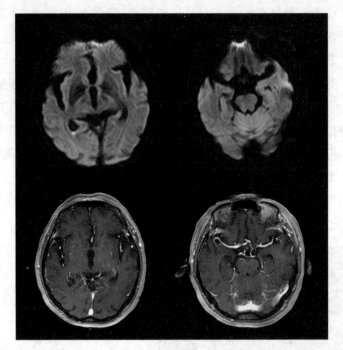

图8-2　患者颅脑 MRI DWI 和 T1WI 增强序列

三、诊断及鉴别诊断

患者为老年男性,原发病为大疱病,长期激素治疗,皮肤病损切除术后1月余内反复发热,白细胞计数、C反应蛋白明显升高,血培养见 LM,考虑诊断为脓毒血症。患者间断高热伴神志嗜睡,精神烦躁,胡言乱语,查体见颈强直、脑膜刺激征阳性,脑脊液压力及白细胞、蛋白明显升高,脑脊液培养见 LM,脑电图见两后部、两额颞部脑区有很多中高幅慢活动出现,左右交替出现为主,提示可能系脑膜脑炎所致,诊断考虑 LM 脑膜脑炎。

患者主要表现为反复发热,伴意识障碍及精神行为异常。根据该患者疾病特点,主要须与以下疾病鉴别。① 恶性肿瘤:患者为老年男性,体重近1月余下降10 kg,肿瘤指标 SCC 明显升高,但全身增强 CT 未见明显实体肿瘤证据,皮肤活检病理外送排除皮肤肿瘤,暂不考虑该诊断。但需考虑血液系统肿瘤可能,需骨髓穿刺及 PET-CT 排除诊断。② 自身免疫系统疾病:大疱性皮肤病为自身免疫相关疾病,可累及中枢,患者反复发热及意识障碍可能与本病相关,且患者抗 SSB/La 抗体曾弱阳性,但后多次复查阴性,血培养及脑脊液培养均见 LM,暂不考虑该诊断。需进一步排除是否存在其他自身免疫系统疾病。

③ 其他中枢神经系统感染:患者长期使用糖皮质激素抑制免疫功能,容易导致机会性颅内感染,特别是少见病原体感染,脑脊液培养结果未见其他病原体感染证据,暂不支持该诊断。

四、治疗

患者脑脊液培养涂片见革兰阳性杆菌,血液 NGS 见多种病毒阳性,予更昔洛韦 0.3 g q12h 抗病毒,头孢曲松钠 2 g q12h + 利奈唑胺 0.6 g q12h 经验性抗感染治疗,后根据脑脊液培养药敏结果调整抗生素为氨苄西林 3 g q6h 抗感染。3 周后调整抗生素为利奈唑胺片 0.6 g q12h 口服。同时予甘露醇注射液 100 mL q8h 脱水降颅压。患者合并顽固性低钠低氯血症,予浓氯化钠注射液静滴。同时予维生素 B_{12} 及硫辛酸营养神经。患者长期卧床,四肢血管超声提示双侧小腿肌间静脉血栓形成,予那屈肝素钙注射液 0.4 mL qd 抗凝。患者原发病为大疱病,皮肤科会诊后予甲泼尼龙减量至 20 mg qd 口服。

五、治疗结果、随访及转归

治疗 1 个月后患者体温正常,神志清醒,重复腰椎穿刺术动态复查脑脊液各项指标,脑脊液压力、白细胞及总蛋白均呈明显下降。出院查体:神志清,精神可,言语清,发音正常,眼球各向运动正常,无复视,双上肢肌力 5 级,双下肢肌力 3 级,双下肢腱反射减退,双侧感觉对称,双侧病理征阴性,脑膜刺激征阴性。

讨 论

李斯特菌广泛存在于自然环境中,LM 是唯一能引起人类疾病的菌株。LM 是一种革兰阳性、兼性厌氧菌,是最致命的食源性病原体之一,为人畜共患病原菌。LM 可以在 2 ~ 42 ℃环境下生存,与许多其他食源性病原体相比,LM 能在冷藏温度下生长繁殖。冷藏食品、生蔬菜、海鲜和熟食等食物是散发性侵袭性李斯特菌病发展的重要载体,大量病原体的摄入可能会破坏胃肠道、肝脏和脾脏中的先天宿主防御系统,从而导致侵袭性疾病的发生。该例患者因反复发热入院,经追问病史,患者自述多次发热前曾食用冰箱内黄鳝,可能为 LM

传染源。

李斯特菌病是经粪-口途径传播的食源性疾病,主要发生在欧美发达国家,我国病例报道少见。李斯特菌病主要包括败血症型、脑膜脑炎型及新生儿败血症型,其他还有皮肤李斯特菌病、LM致细菌性心内膜炎等。LM中枢神经系统感染的发病率仅次于败血症,居第二位,主要包括脑炎、脑膜脑炎和脑脓肿。临床李斯特菌病主要发生在细胞介导的免疫力受损的患者。其他危险因素包括恶性肿瘤、HIV感染、肝硬化、糖尿病、酗酒和正在接受免疫抑制治疗。该患者为老年男性,因大疱病长期使用激素,发病时正在接受甲泼尼龙60 mg bid治疗,为免疫功能低下人群,即李斯特菌病发病的高危人群。

LM神经侵袭通常由细菌通过血流传播引起,有证据表明LM可直接或通过感染吞噬细胞的细胞间扩散侵入脑内皮细胞。病原体存在于脑实质、血管和脑膜的细胞内和细胞外,病理表现是脑室炎和脑室周围脓肿,脓肿也见于基底节、脑干或脑白质。也有研究提出LM通过神经轴突转运到达中枢神经系统。

LM致中枢神经系统感染临床表现与其他病原体引起的细菌性脑膜炎相似,但LM中枢神经系统感染患者通常症状出现较慢。典型临床表现以发热、头痛和颈强直为特征,90%病例的首发症状为发热,体温大多在39℃以上。其他临床表现包括精神行为异常、癫痫、意识障碍等,累及脑膜和脑实质,表现为脑膜炎或脑膜脑炎。该例患者主要起病形式为反复发热,高热时出现意识障碍、精神状态改变,查体可见颈强直,符合典型LM脑膜脑炎表现。如果LM感染仅限于延髓、中脑、桥脑或小脑,则称为菱脑炎(rhombencephalitis)或脑干脑炎,也是LM感染的特征性表现之一(图8-3)。菱脑炎患者脑膜刺激症状较少出现,主要表现为多发性脑神经麻痹并伴有小脑功能障碍如共济失调。后脑多发微脓肿者应高度怀疑LM菱脑炎,MRI常显示典型的小脑和间脑多发性微脓肿,这种情况下的死亡率接近50%,永久性脑神经麻痹和共济失调可能会持续存在。该例患者颅脑MRI平扫及增强见右侧侧脑室后角旁斑点状DWI高信号灶,新发脑梗死可能,未发现后脑微脓肿证据,暂不考虑该型诊断。

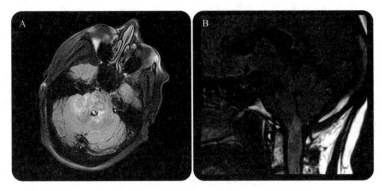

图 8-3　文献中 LM 感染后菱脑炎 MRI 表现

实验室检查中,LM 脑膜脑炎外周血可见白细胞增多、C 反应蛋白及降钙素原均升高,红细胞沉降率加快,以中性粒细胞升高为主,单核细胞升高不明显,部分合并低钠血症。脑脊液检查可见白细胞计数升高至数百或数千,以多个核细胞为主,脑脊液蛋白水平通常明显升高,而脑脊液葡萄糖与血糖的比值较低,与结核性或真菌性脑膜炎脑脊液改变相似。该例患者外周血炎症指标、脑脊液白细胞及蛋白明显升高,糖增加而氯化物明显降低。患者合并顽固性低钠血症,而低钠血症在 LM 脑膜脑炎中常提示预后不佳。

LM 脑膜脑炎尚无明确诊断标准,目前脑脊液培养被认为是诊断的"金标准"。该例患者第一次脑脊液培养见 LM,即可诊断 LM 脑膜脑炎。但脑脊液培养存在培养时间长的缺陷,中枢神经系统感染性疾病的脑脊液宏基因组学第二代测序(mNGS)应用专家共识提出,对于免疫功能缺陷的患者,由于病情复杂、进展快、潜在的病原体种类繁多、存在新发病原体可能,建议首次脑脊液检查即送检 mNGS,当脑脊液中检出非人体定植且环境中不常见的微生物如 LM 时,就应该考虑其致病可能。

在治疗上,LM 对头孢菌素具有天然耐药性,本病目前治疗方案首选氨苄西林或青霉素治疗 2～3 周,菱脑炎伴中枢神经系统脓肿形成可能需要更长时间的治疗,但没有数据支持超过 4 周的治疗。欧洲指南提出 LM 脑膜脑炎标准治疗方案为阿莫西林、氨苄西林或青霉素,利奈唑胺、庆大霉素、喹诺酮类药物、美罗培南、氯霉素和万古霉素等对 LM 也有较好的体外抗菌作用,应用庆大霉素应警惕肾衰竭。同时指出,建议最佳治疗时间为 21 天或更长时间。该例患者脑脊液培养药敏结果提示 LM 对氨苄西林、青霉素及复方新诺明均敏感,予以敏感抗生素后患者症状好转,复查脑脊液指标明显下降,抗生素治疗有效。

总 结

随着 LM 致病率的逐年上升,临床医生应对该类疾病加强认识。对于免疫功能低下或使用免疫抑制剂的患者,若出现反复发热、头痛合并意识障碍、颈强直等表现,需警惕 LM 感染的可能,应及时完善脑脊液及血液病原学检测,并进行头颅磁共振检查。早期诊断,及时干预,以降低患者的病死率及改善预后。

（王辰涛 孔维娜 胡伟东 石际俊）

【参考文献】

[1] CHARLIER C, PERRODEAU é, LECLERCQ A, et al. Clinical features and prognostic factors of listeriosis: the MONALISA national prospective cohort study[J]. Lancet Infect Dis, 2017, 17(5): 510 – 519.

[2] 王萍,魏红璐,展群岭,等. 重症单核细胞增生型李斯特菌性脑干脑膜脑炎的特点及转归[J]. 检验医学与临床, 2014, 11(13): 1776 – 1777.

[3] SCHLECH W F. Epidemiology and Clinical Manifestations of Listeria monocytogenes Infection[J]. Microbiol Spectr, 2019, 7(3).

[4] DE NOORDHOUT C M, DEVLEESSCHAUWER B, ANGULO F J, et al. The global burden of listeriosis: a systematic review and meta-analysis[J]. Lancet Infect Dis, 2014, 14(11): 1073 – 1082.

[5] 武玉军,顾李妍,蒋晓琳,等. 高通量测序技术诊断白塞病伴发单核细胞增多性李斯特脑膜脑炎(附1例报告及文献复习)[J]. 中国临床神经科学, 2023, 31(01): 105 – 110.

[6] 杨扬,吴卫平,崔芳,等. 李斯特菌脑膜脑炎1例报道并文献复习[J]. 中国神经免疫学和神经病学杂志, 2016, 23(5): 339 – 343.

[7] 周环,许倬,刘建军,等. 肾病综合征并发单核细胞增生性李斯特菌脑膜脑炎一例[J]. 中华实验和临床感染病杂志(电子版), 2019, 13(5): 436 – 439.

[8] 李杨,马玉宝,李婉君,等. 成人中枢神经系统单核细胞增生李斯特菌感染误诊的临床分析[J]. 解放军医学院学报, 2023, 44(1): 17 – 22.

[9] KOOPMANS M M, BROUWER M C, VáZQUEZ-BOLAND J A, et al. Human Listeriosis[J]. Clin Microbiol Rev, 2023, 36(1): e0006019.

［10］ ANTAL E A, LØBERG E M, BRACHT P, et al. Evidence for intraaxonal spread of Listeria monocytogenes from the periphery to the central nervous system［J］. Brain Pathol, 2001,11(4): 432 –438.

［11］ ARSLAN F, ERTAN G, EMECEN A N, et al. Clinical Presentation and Cranial MRI Findings of Listeria monocytogenes Encephalitis: A Literature Review of Case Series［J］. Neurologist, 2018,23(6): 198 –203.

［12］ NHAM B, BASKIN J, CHOONG H. Listeria rhomboencephalomyelitis complicated by hemorrhagic transformation［J］. Neurology, 2017, 89(8):872 –873.

［13］ 中华医学会神经病学分会感染性疾病与脑脊液细胞学学组. 中枢神经系统感染性疾病的脑脊液宏基因组学第二代测序应用专家共识［J］. 中华神经科杂志, 2021, 54 (12): 1234 –1240.

［14］ VAN DE BEEK D, CABELLOS C, DZUPOVA O, et al. ESCMID guideline: diagnosis and treatment of acute bacterial meningitis［J］. Clin Microbiol Infect, 2016, 22 Suppl 3: S37 –S62.

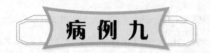

经脑脊液病原学确诊的福氏耐格里阿米巴脑炎

原发性阿米巴脑膜脑炎(primary amebic meningoencephalitis,PAM)是一种由阿米巴原虫侵犯中枢神经系统导致的罕见的感染性疾病,福氏耐格里阿米巴(*Naegleria fowleri*)是 PAM 的主要病原体。PAM 病程发展迅速,治疗效果不佳,临床预后极差,死亡率可达 98% 以上。现报道 1 例因接触未处理污水而出现发热、意识不清,经脑脊液二代测序及病原学确诊的 PAM。患者虽经积极抢救,但最终因脑疝合并多器官功能衰竭死亡。本文旨在提高临床医生对本病的认识,以期快速识别并诊断 PAM,降低死亡率。

临床资料

一、一般资料

患者男性,41 岁,因"发热 2 天,加重伴意识不清 5 小时"于 2022 年 7 月 27 日急诊就诊并收住苏州大学附属第二医院神经内科。患者于 2022 年 7 月 25 日 18 时无明显诱因出现全头胀痛,伴发热,具体体温不详,无寒战,无抽搐及意识障碍。7 月 26 日 15 时自行前往当地医院就诊,测体温 37.5 ℃,查血常规示白细胞 12.11×10⁹/L,中性粒细胞百分比 79.2%,当地医院予"头孢羟氨苄、布洛芬缓释胶囊"口服对症治疗。当日夜间患者呕吐一次,呕吐物为胃内容物。7 月 27 日 11 时 30 分,家属发现患者意识不清,体温进一步升高,无四肢抽搐,无二便失禁。15 时至外院就诊,测体温 39.2 ℃,查头胸腹 CT 平扫未见明显异常,考虑中枢神经系统感染可能性大,遂转至我科后收入神经内科

ICU。患者既往体健,否认手术、外伤史。平日在污水处理厂做污水采样工作,近期存在污水接触史。否认近期腹泻、上呼吸道感染病史。入院查体:T 39.2 ℃,P 72 次/分,R 22 次/分,BP 150/77 mmHg。神志昏睡,双瞳等大等圆,直径1.5 mm,双眼直接、间接对光反射灵敏,双眼向右不全凝视,双侧鼻唇沟对称,伸舌不配合,四肢可见自主活动,双侧 Babinski 征阴性,颈强直。双肺听诊呼吸音稍粗,肝脾肋下未及,全身皮肤无皮疹、瘀点。

二、辅助检查

入院后完善血常规示白细胞 13.4×10^9/L,中性粒细胞 11.1×10^9/L,C反应蛋白 77.2 mg/L。血钾 3.37 mmol/L。凝血全套示凝血酶原时间 14.7 s、纤维蛋白原 4.990 g/L、D-二聚体 10.42 μg/mL。输血前检查、肿瘤指标、甲状腺功能、心肌酶、血脂、糖化血红蛋白等未见明显异常。入院当天完善腰椎穿刺检查,脑脊液压力 350 mmH$_2$O,外观呈黄绿色,半透明。脑脊液常规:红细胞计数 $2\,000 \times 10^6$/L,白细胞计数 $6\,129 \times 10^6$/L,多个核细胞 72%。脑脊液生化:脑脊液总蛋白 9 102 mg/L,糖 0.05 mmol/L,脑脊液氯化物 111 mmol/L。7 月 27 日头颅 CT 提示脑沟回变浅(图 9-1)。7 月 29 日脑脊液外送微生物二代测序结果回报,提示福氏耐格里阿米巴,序列数 213 822 条,相对丰度 99%(图 9-2)。7 月 29 日我院再次行脑脊液镜检,可见不典型阿米巴滋养体(图 9-3,黑色箭头)。

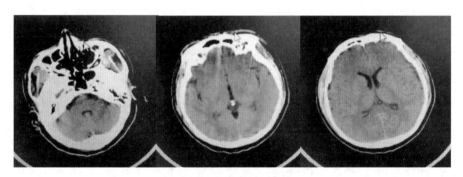

图 9-1　头颅 CT 平扫

属	序列数	种	序列数	相对丰度(%)	覆盖度(%)
耐格里属 Naegleria	213 822	福氏耐格里阿米巴 Naegleria fowleri	213 822	99.99	12.96

图 9-2　脑脊液病原学二代测序结果

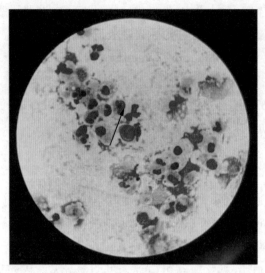

图 9-3 脑脊液镜检结果

三、诊断与鉴别诊断

患者系中青年男性，急性起病，以发热、头痛为主要症状，病程中有恶心、呕吐等颅内高压症状，常规抗感染治疗效果不佳，病情快速进展出现意识障碍。定位诊断上，头痛及查体颈强直考虑脑膜受累，病程进展后意识障碍定位于大脑皮层及脑干上行网状激活系统，呼吸费力、呼吸频率增高可定位于延髓呼吸中枢，双眼侧向凝视提示皮层侧视中枢受累，综合考虑患者存在脑膜、大脑半球实质和脑干的广泛受累。结合患者发热，个人史近期有污水接触史，首先考虑感染性疾病。入院后腰椎穿刺提示脑脊液压力、细胞数及蛋白均明显升高，通过送检脑脊液病原微生物宏基因二代测序（mNGS），最终提示福氏耐格里阿米巴感染，常规脑脊液培养也发现滋养体，最终明确诊断 PAM。

在鉴别诊断方面，本例患者主要与其他中枢神经系统感染进行鉴别。患者脑脊液压力明显升高，早期出现意识障碍，需注意与隐球菌脑膜脑炎进行鉴别。此外，患者感染症状较重，脑脊液细胞数、蛋白明显升高，外观呈黄绿色，需进一步鉴别化脓性脑膜脑炎及结核性脑膜炎。但本例患者前期有污水接触史，提示少见感染可能性大，因此对于中枢神经系统感染的患者亦需要详细询问既往史及个人史。

四、治疗结果与转归

患者入院后予更昔洛韦 0.25 g q12h 抗病毒、头孢曲松 3.0 g qd 抗感染进行经验性治疗。7 月 28 日出现癫痫大发作，予咪达唑仑、奥卡西平控制癫痫，并予气管插管、有创呼吸机辅助通气。7 月 28 日夜间突发双瞳散大，对光反射消失，伴心率加快、血压进行性下降，予大剂量去甲肾上腺素维持循环。7 月 29 日出现肝肾功能不全，并发电解质紊乱，血压进一步下降。7 月 29 日脑脊液病原学结果回报后立即予两性霉素 B、利福平、氟康唑、阿奇霉素及地塞米松等联合治疗。7 月 31 日后出现血小板进行性迅速下降，肌钙蛋白 T 及 NT-proBNP 进行性升高，四肢末端发黑（图 9-4），考虑出现感染性休克、多器官功能衰竭、弥散性血管内凝血。8 月 2 日循环无法维持，家属决定放弃治疗，自动出院。

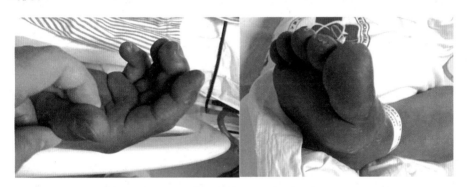

图 9-4　患者入院第 5 天出现肢端发黑

讨　论

福氏耐格里阿米巴俗称"食脑虫"，其滋养体和包囊可以侵入人体的鼻黏膜，随后进入颅内增殖，导致暴发性出血性坏死性脑膜脑炎。福氏耐格里阿米巴是一种嗜热变形虫，因此发病多在夏季。福氏耐格里阿米巴广泛存在于自然界，尤其是淡水中，在未经处理的河水、游泳池、喷泉、医院中也可出现。PAM 感染主要见于免疫功能正常的儿童和青壮年。本例患者发病时间在夏季，同时有污水接触史，符合 PAM 感染的环境特征。

PAM 首次在 1965 年由澳大利亚阿德莱德儿童医院报道。当时在对 4 名死亡儿童进行尸检时,在患儿脑膜中发现了该变形虫,病理结果可见脑实质多发坏死和出血。目前全球约有 400 例报道的 PAM 感染。该病常见于美国部分地区、巴基斯坦、墨西哥、澳大利亚、捷克和印度,可能是由于上述国家或地区全年气候温暖,且水源易受到污染。

尽管 PAM 的发病率很低,但其死亡率高达 98%,且初期诊断较为困难。PAM 潜伏期通常 5～7 天,部分患者 24 小时内即出现临床症状,常表现为急性和暴发性出血性脑膜脑炎。疾病早期与病毒性或细菌性脑膜炎难以区分,临床表现为头痛、发热、恶心、呕吐,突出的症状为脑膜刺激征。症状可迅速进展,患者在 1～2 周内出现脑疝而死亡。大部分 PAM 在死后经尸检诊断,病理表现为严重的弥漫性脑水肿及充血,脑和脊髓白质局灶性脱髓鞘,嗅球炎性渗出和出血,蛛网膜和硬脑膜弥漫性充血。在脑底部、下丘脑、中脑、蛛网膜下腔和血管周围间隙可找到阿米巴滋养体。福氏耐格里阿米巴通过人体呼吸附着在鼻黏膜上,穿透黏膜后沿嗅神经通过筛板移动,到达嗅球,最终通过嗅神经进入大脑繁殖并导致脑水肿。

早期诊断是 PAM 患者生存的关键因素。在病史中,中枢神经系统感染合并有污水接触史或水上娱乐活动史时要警惕此病。感染早期,CT 和 MRI 常可见中脑和蛛网膜下腔周围的脑实质水肿、脑沟回消失。随着感染进展,病变脑实质可出现坏死及出血。本例患者入院时 CT 平扫虽未见出血坏死,但整体脑沟脑回已变浅,提示脑组织出现弥漫性肿胀,颅内压较高,预后不良。PAM 患者疾病初期脑脊液颜色可为灰色或黄色,疾病后期伴出血坏死者可出现血性脑脊液。脑脊液白细胞计数从 $300 \times 10^6 \sim 26\,000 \times 10^6/L$ 不等,脑脊液蛋白范围在 0.1～1 g/L,蛋白明显升高者可能提示存在梗阻,脑脊液葡萄糖大多 <0.55 mmol/L。PAM 的诊断需要依靠脑脊液 Giemsa-Wright 染色或者 Trichrome 染色发现阿米巴原虫,直接涂片或碘液染色镜检是基层医疗机构检测阿米巴最为快速和常规的做法。脑脊液病原体 mNGS 作为新型检测手段,灵敏度高且高效快速,可作为急性中枢神经系统感染的检测手段之一。本例患者的脑脊液 mNGS 和微生物病原学均证实福氏耐格里阿米巴存在,在诊断上争取了时间。

遗憾的是,福氏耐格里阿米巴感染所致的 PAM 无有效治疗方案,临床预后极差。目前最常用的药物是两性霉素 B。既往病例报道显示,感染早期静脉使用两性霉素 B 或鞘内单独给药,或者与氟康唑、阿奇霉素、利福平联合给药有一定治疗效果,但因上述药物血脑屏障通过性较差,必须使用高浓度才能达到杀死中枢神经系统内阿米巴原虫的最低抑制浓度。此外,两性霉素B不溶于水,高浓度的药物可能会引起肾毒性、贫血等不良反应,因此实际治疗方案比较棘手。米特福辛(miltefosine,MLT)是一种用于治疗乳腺癌和利什曼原虫感染的烷基磷胆碱化合物,可能是一种治疗PAM的潜在新型药物,但其有效性仍需进一步探究。本例患者通过两性霉素B联合利福平、氟康唑治疗,但病情进展迅速,需依靠大剂量血管活性药物维持循环,并发弥散性血管内凝血及多器官功能衰竭,患者最终死亡。

总 结

对中枢神经系统感染患者应注意个人接触史的详细询问,尤其当患者在夏季发病,且存在未处理的污水接触史或水上娱乐活动史时,应警惕PAM。新型病原学检测手段如mNGS有助于快速明确感染病原体,为后续治疗争取时间。另外,福氏耐格里阿米巴广泛存在于淡水中,考虑到PAM病程进展迅速,死亡率极高,应注意对污染水体的消毒和重点人群的防护,严格做好预防工作。

(顾晗滢 王普之 张金茹 王辰涛 胡伟东 石际俊)

【参考文献】

[1] MACIVER S K, PIñERO J E, LORENZO-MORALES J. Is Naegleria fowleri an Emerging Parasite? [J]. Trends in parasitology, 2020, 36(1): 19-28.

[2] JAHANGEER M, MAHMOOD Z, MUNIR N, et al. Naegleria fowleri: Sources of infection, pathophysiology, diagnosis, and management: a review[J]. Clinical and experimental pharmacology & physiology, 2020, 47(2): 199-212.

[3] SIDDIQUI R, ALI I K M, COPE J R, et al. Biology and pathogenesis of Naegleria fowleri[J]. Acta tropica, 2016, 164: 375-394.

[4] COPE J R, ALI I K. Primary Amebic Meningoencephalitis: What Have I Learned in the Last 5 Years? [J]. Current infectious disease reports, 2016, 18(10): 31.

[5] GOMPF S G, GARCIA C. Lethal encounters: The evolving spectrum of amebic meningoencephalitis[J]. IDCases, 2019, 15: e00524.

［6］KRóL-TURMIŃSKA K, OLENDER A. Human infections caused by free-living amoebae［J］. Annals of agricultural and environmental medicine, 2017, 24（2）: 254 – 260.

［7］ONG T Y Y, KHAN N A, SIDDIQUI R. Brain-Eating Amoebae: Predilection Sites in the Brain and Disease Outcome［J］. Journal of clinical microbiology, 2017, 55 (7): 1989 – 1997.

［8］GHARPURE R, BLITON J, GOODMAN A, et al. Epidemiology and Clinical Characteristics of Primary Amebic Meningoencephalitis Caused by Naegleria fowleri: A Global Review［J］. Clinical infectious diseases, 2021, 73（1）: e19 – e27.

［9］MILANES J E, SURYADI J, ABENDROTH J, et al. Enzymatic and Structural Characterization of the Naegleria fowleri Glucokinase［J］. Antimicrobial agents and chemotherapy, 2019, 63（5）.

［10］VISVESVARA G S. Amebic meningoencephalitides and keratitis: challenges in diagnosis and treatment［J］. Current opinion in infectious diseases, 2010, 23（6）: 590 – 594.

［11］GRACE E, ASBILL S, VIRGA K. Naegleria fowleri: pathogenesis, diagnosis, and treatment options［J］. Antimicrobial agents and chemotherapy, 2015, 59（11）: 6677 – 6681.

［12］RIZO-LIENDO A, SIFAOUI I, REYES-BATLLE M, et al. In Vitro Activity of Statins against Naegleria fowleri［J］. Pathogens (Basel, Switzerland), 2019, 8（3）.

［13］VISVESVARA G S. Infections with free-living amebae［J］. Handbook of clinical neurology, 2013, 114: 153 – 168.

［14］PUGH J J, LEVY R A. Naegleria fowleri: Diagnosis, Pathophysiology of Brain Inflammation, and Antimicrobial Treatments［J］. ACS chemical neuroscience, 2016, 7（9）: 1178 – 1179.

［15］MOSEMAN E A. Battling brain-eating amoeba: Enigmas surrounding immunity to Naegleria fowleri［J］. PLoS pathogens, 2020, 16（4）: e1008406.

［16］COOPER A M, AOUTHMANY S, SHAH K, et al. Killer amoebas: Primary amoebic meningoencephalitis in a changing climate［J］. JAAPA, 2019, 32（6）: 30 – 35.

［17］BELLINI N K, SANTOS T M, DA SILVA M T A, et al. The therapeutic strategies against Naegleria fowleri［J］. Experimental parasitology, 2018, 187: 1 – 11.

［18］VISVESVARA G S, MOURA H, SCHUSTER F L. Pathogenic and opportunistic free-living amoebae: Acanthamoeba spp., Balamuthia mandrillaris, Naegleria fowleri, and Sappinia diploidea［J］. FEMS immunology and medical microbiology, 2007, 50（1）: 1 – 26.

［19］RAJENDRAN K, ANWAR A, KHAN N A, et al. Brain-Eating Amoebae: Silver Nanoparticle Conjugation Enhanced Efficacy of Anti-Amoebic Drugs against Naegleria fowleri

［J］. ACS chemical neuroscience，2017，8(12)：2626 - 2630.

　　［20］HEGGIE T W，KüPPER T. Surviving Naegleria fowleri infections：A successful case report and novel therapeutic approach［J］. Travel medicine and infectious disease，2017，16：49 - 51.

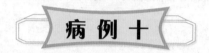

以脑膜脑炎起病的多发性骨髓瘤

多发性骨髓瘤是一种浆细胞单克隆异常增殖的恶性疾病,以中枢神经系统症状为首发者罕见。多发性骨髓瘤的经典临床表现包括血钙增高、肾功能损害、贫血及骨病。累及中枢神经系统的患者可表现为头痛、颅神经损害、头晕等,但症状大多不特异,早期识别难度较大。现报道1例我院收治的以脑膜脑炎起病的中枢神经系统骨髓瘤病的患者,以期提高临床医生对于多发性骨髓瘤中枢神经系统表现的认识。

临床资料

一、一般资料

患者男性,81 岁,因"恶心、呕吐 11 天,发热、意识模糊伴肢体抖动 1 周"于 2022 年 10 月 5 日收治于苏州大学附属第二医院神经内科。患者 2022 年 9 月 25 日出现恶心、呕吐,当日呕吐 3 次,为胃内容物,伴有头晕,无视物旋转,无言语不清,无行走不稳,同时伴咳嗽,咳少量白痰。9 月 26 日至我院急诊内科就诊,查电解质示血钠 106.8 mmol/L,血氯 65.2 mmol/L,血钾 4.09 mmol/L,予补充浓氯化钠(3 g NaCl + 0.9% 生理盐水 500 mL)、护胃、止吐治疗后稍好转。9 月 27 日至 9 月 29 日期间每日缓慢补钠,9 月 30 日复查血钠 126.7 mmol/L,血氯 87.6 mmol/L。9 月 30 日起患者出现发热,热峰 38.5 ℃,稽留热,无寒战,无四肢抽搐,伴有意识水平下降、口齿不清、饮水呛咳,自述四肢无力伴疼痛。行头颅及胸部 CT 平扫未见明显异常,头颅 MRI 平扫未见新发梗死,常规脑电图显示重度异常弥漫性脑电地形图。急诊内科请我科会诊后为明确诊断,拟"中枢神经系统感染待查?"收住入院。患者有高血压病史40年,痛风病史10年,因前列腺肥大行手术治疗,术后恢复良好。入院查体:T 37.7 ℃,HR 110次/分,R 14次/分,BP 147/80 mmHg,神志嗜睡,口齿欠清,粗测记忆力、计算力下降,时空定位定向尚可,双瞳等大正圆,直径2.0 mm,眼球运动到位,对光反射灵敏,鼻唇沟对称,伸舌居中,咽反射存在,颈强直,克尼格征、布鲁津斯基征阴性,四肢肌力4级,四肢肌张力增高,双侧腱反射对称引出,双侧Babinski征阴性。

二、辅助检查

入院后完善检查,10月6日血常规:白细胞7.3×10^9/L,红细胞3.39×10^{12}/L,红细胞比容33.7%,血红蛋白106 g/L,MCV、MCH、MCHC范围正常。10月6日生化全套:LDH 206 U/L,ALT 189 U/L,AST 138 U/L,球蛋白43.4 g/L,白蛋白29.4 g/L,白/球比例0.68,肌酐90 μmol/L。电解质:钠157.6 mmol/L,氯113.1 mmol/L,钾3.09 mmol/L,钙2.09 mmol/L。凝血、输血前、叶酸、维生素B_{12}等未见异常。此后患者住院期间多次监测血常规、肾功能及电解质,显示血钠波动在146～158 mmol/L,并出现三系进行性下降(图10-1),血红蛋白下降至65 g/L,白细胞下降至1.3×10^9/L,血小板下降至40×10^9/L。患者肌酐进行性升高至455 μmol/L。

入院后于10月12日行腰椎穿刺,脑脊液压力145 mmH$_2$O,外观透明,脑脊液常规:白细胞7×10^6/L,墨汁染色阴性。脑脊液生化:总蛋白480 mg/L。脑脊液ADA 2 U/L,糖7.53 mmol/L,氯化物125 mmol/L。10月12日同步外送自身免疫性脑炎相关抗体(12项)、副肿瘤抗体(16项)均阴性,血清及脑脊液TBA结果阴性,脑脊液病原宏基因二代测序结果阴性。外送脑脊液及血清寡克隆带(oligoclonal bands,OCB)提示OCB V型,脑脊液及血清中均有相同单克隆条带,无鞘内合成(图10-2)。

根据OCB结果,进一步完善免疫固定电泳,α_1球蛋白7.6%,γ球蛋白29.2%,发现IgG-λ型M蛋白。体液免疫IgG 19.3 g/L。10月26日行骨髓穿刺,提示浆细胞占比14.0%,部分细胞形态异常,请血液科会诊后综合考虑诊断为多发性骨髓瘤。

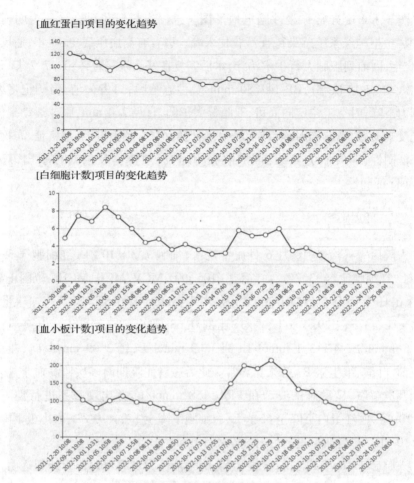

图 10-1 患者入院后血红蛋白、白细胞、血小板变化趋势

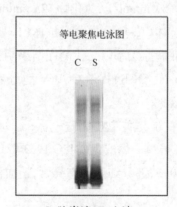

C:脑脊液;S:血清。

图 10-2 OCB 结果

三、诊断与鉴别诊断

患者以恶心、呕吐起病,随病情进展表现出发热、意识障碍、头痛,伴口齿不清,随后出现意识障碍、呼吸衰竭,定位于脑膜、脑干、广泛大脑皮层。定性诊断上,患者实验室检查结果示全血细胞进行性降低、肾功能进行性下降,脑脊液及血清中均见单克隆条带,免疫固定电泳发现 IgG-λ 型 M 蛋白,提示浆细胞单克隆异常增殖,考虑血液系统疾病。骨髓穿刺显示成熟浆细胞比例明显升高,最终诊断为多发性骨髓瘤。鉴别诊断上,此病例须与如下疾病进行鉴别。① 渗透性脱髓鞘综合征:一种危及生命的脱髓鞘综合征,通常在慢性低钠血症快速纠正后的 5 ~ 7 天出现临床症状,主要包括精神状态改变、四肢瘫痪、呼吸困难、构音障碍等,MRI 影像学可见脑桥或脑桥之外部分(常见于基底节)脱髓鞘改变。本例患者虽起初为低钠血症,但补钠速度较慢,且后期出现血液学指标异常,虽未完成 MRI 检查,但临床进展速度较快且出现了血液系统的表现,故不考虑渗透性脱髓鞘综合征。② POEMS 综合征:由于浆细胞瘤或浆细胞增生所致多系统损害的一种综合征,临床上以多发性周围神经病、脏器肿大、内分泌障碍、M 蛋白血症和皮肤病变为特征。本例患者虽为浆细胞克隆,但并未出现 POEMS 综合征的其他表现,如皮肤、周围神经和内分泌受累,因此根据病理结果,仍考虑诊断为多发性骨髓瘤。

四、治疗过程及预后

患者入院后予更昔洛韦 0.25 g q12h、头孢曲松钠 3.0 g qd 抗感染治疗。10 月 7 日因呼吸衰竭转入神经内科 ICU,行气管插管,呼吸机辅助通气。同时予抗感染、营养支持治疗。10 月 23 日起间断多次予巨和粒、洁欣升白细胞及血小板,静脉输注悬浮少白红细胞治疗。11 月 2 日肺部感染、呼吸衰竭加重,转入呼吸科 ICU 进一步治疗,予美罗培南联合氟康唑抗感染治疗。11 月 13 日突发血压、脉氧下降,同时出现多器官功能衰竭。11 月 24 日因室性心律失常抢救无效死亡。

讨 论

多发性骨髓瘤是单克隆浆细胞恶性增殖的血液系统疾病,髓外浸润多见于肝、脾、淋巴结及其他网状内皮组织,亦见于肾、肺、心、甲状腺、睾丸、卵巢、消化道、子宫、肾上腺及皮下组织。髓外浆细胞瘤十分少见,其中颅内浸润尤为罕见(<1%),诊断十分困难且总体预后极差。多发性骨髓瘤累及中枢神经系统者称为中枢神经系统骨髓瘤病。中枢神经系统骨髓瘤病根据初始累及的部位可分为四组:① 起源于颅骨并向脑实质延伸;② 起源于硬脑膜或软脑膜;③ 起源于鼻咽浆细胞瘤;④ 起源于脑实质病变。脑膜受累是最常见的形式,常导致神经根受累和脑神经麻痹。本例患者出现头痛、恶心、呕吐、颈强直等症状,提示颅内高压并伴有脑膜受累,患者病程后期出现真性球麻痹、意识障碍等,提示后组颅神经及脑干受累可能性大,符合多发性骨髓瘤中枢浸润的受累特点。

中枢神经系统骨髓瘤病常见的临床表现包括头痛、颅神经麻痹和神经根病。部分患者可出现嗜睡或进行性加重的意识障碍,甚至同时发生癫痫发作。中枢神经系统骨髓瘤病往往同时合并有多发性骨髓瘤的其他外周症状,即血钙增高、肾功能损害、贫血、骨病。本例患者在病程中出现进行性加重的三系减少、肾功能不全、乳酸脱氢酶升高,提示多发性骨髓瘤快速进展,肿瘤负荷较高。

中枢神经系统多发性骨髓瘤的诊断基于颅脑影像学和/或脑脊液细胞学检查,如有条件,可行立体定位脑活检后由病理确诊。其中,全脑或全脊柱增强MRI是重要的检查手段之一,其灵敏度超过90%。MRI可见骨源性浆细胞瘤、脑实质或软脑膜强化。其中,文献报道中枢神经系统多发性骨髓瘤软脑膜病变是最为常见的表现形式,见于70%的中枢神经系统骨髓瘤病病例中。增强CT也可以辅助诊断,但灵敏度较增强MRI低,且碘造影剂检查通常是多发性骨髓瘤的禁忌证。中枢神经系统骨髓瘤患者的脑脊液压力大多升高,细胞学检查发现浆细胞颅内浸润证据是其确诊依据。其中,脑脊液流式细胞测定法可以证实单克隆性异常蛋白表达,通过脑脊液蛋白电泳和轻链也可以间接证实异常浆细胞克隆的存在。通过测定本例患者的脑脊液及外周血清OCB,

发现二者均存在相同的单克隆条带,此类情况称之为 V 型 OCB,往往与血液系统疾病相关,如 POEMS 综合征、MGUS 周围神经病等。因此,为排除血液系统侵犯颅内的相关疾病,建议同步送检血清及脑脊液 OCB,并熟悉 OCB 结果的解读。

多发性骨髓瘤一旦侵犯中枢,预后极差,目前缺乏有效的治疗手段。根据指南,标准治疗包括阿糖胞苷、甲氨蝶呤或两者同时进行鞘内化疗,但患者总体生存期通常较短(约 7 个月)。有病例报道显示,多发性骨髓瘤累及中枢的患者可在全身联合化疗＋自体造血干细胞移植的同时予靶向治疗,或行鞘内注射阿糖胞苷＋甲氨蝶呤＋地塞米松三联方案,但总体预后仍然不佳。本例患者入院后虽然及时诊断并进行规范化治疗,但病情进展迅速,患者快速出现意识不清、三系进行性降低、呼吸衰竭、败血症、肾功能不全,最终死亡。

总　结

对于临床出现神经系统症状,同时合并有外周血液学异常,如贫血、血小板减少、肾功能不全进行性加重的患者,应注意血液系统疾病的排查。腰椎穿刺实验室指标分析时应注意同步送检血清、脑脊液寡克隆带,当出现 V 型 OCB 条带时,应高度警惕单克隆恶性血液疾病,尽早完善免疫固定电泳、游离轻链、骨髓穿刺等检查以明确多发性骨髓瘤的诊断,为临床分型及预后判断提供重要指导。

(程筱雨　王辰涛　王普之　石际俊　张金茹　顾晗滢　徐晓东　胡伟东　张艳林)

【参考文献】

[1] VARGA G, MIKALA G, GOPCSA L, et al. Multiple Myeloma of the Central Nervous System: 13 Cases and Review of the Literature [J]. Journal of Oncology, 2018, 2018: 1 - 7.

[2] VARETTONI M, CORSO A, PICA G, et al. Incidence, presenting features and outcome of extramedullary disease in multiple myeloma: a longitudinal study on 1003 consecutive patients [J]. Annals of Oncology, 2010, 21 (2): 325 - 330.

[3] DISPENZIERI A, KYLE R A. Neurological aspects of multiple myeloma and related

disorders [J]. Best Pract Res ClinicalHaematology, 2005, 18 (4): 673 – 688.

[4] PALUDO J, PAINULY U, KUMAR S, et al. Myelomatous Involvement of the Central Nervous System [J]. Clinical Lymphoma Myeloma & Leukemia, 2016, 16 (11): 644 – 654.

[5] ABDALLAH A O, ATRASH S, SHAHID Z, et al. Patterns of central nervous system involvement in relapsed and refractory multiple myeloma [J]. Clinical Lymphoma Myeloma & Leukemia, 2014, 14 (3): 211 – 214.

[6] SCHLUTERMAN K O, FASSAS A B, VAN HEMERT R L, et al. Multiple myeloma invasion of the central nervous system [J]. JAMA Neurology, 2004, 61 (9): 1423 – 1429.

[7] RAJKUMAR SV. Treatment of multiple myeloma [J]. Nature Reviews Clinical Oncology, 2011, 8 (8): 479 – 491.

[8] JURCZYSZYN A, GRZASKO N, GOZZETTI A, et al. Central nervous system involvement by multiple myeloma: A multi – institutional retrospective study of 172 patients in daily clinical practice [J]. American Journal of Hematology, 2016, 91 (6): 575 – 580.

[9] CHANG H, SLOAN S, LI D, et al. Multiple myeloma involving central nervous system: High frequency of chromosome 17p13. 1 (p53) deletions [J]. British Journal of Haematology, 2004, 127 (3): 280 – 284.

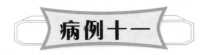

伴神经系统表现的抗 MDA-5 抗体和抗 GluK2 抗体双阳性的快速进展性间质性肺病

抗黑色素瘤分化相关基因 5（melanoma differentiation-associated gene 5，MDA-5）抗体属于肌炎特异性抗体的一种，主要在皮肌炎（dermatomyositis，DM）患者中发现，与间质性肺病尤其是急进性间质性肺病（rapidly progressive interstitiallung disease，RP-ILD）高度相关。抗海藻酸盐型谷氨酸受体亚单位 2（GluK2）抗体与突触前神经递质的释放高度相关。现报道 1 例以谵妄、认知功能障碍、震颤等神经系统症状起病的抗 MDA-5 抗体和抗 GluK2 抗体双阳性的 RP-ILD 患者，以期提高临床医生对本病的认识。

临床资料

一、一般资料

患者男性，57 岁，急性病程，因"咳嗽 3 周余，发热 1 天"于 2022 年 10 月 25 日收住苏州大学附属第二医院神经内科。患者于 2022 年 10 月 3 日劳累、饮酒后出现视物模糊，次日出现持续性干咳，夜间及卧位时症状可加重，否认人群密集场所接触史。患者遂于 10 月 4 日至当地医院就诊，外院予"罗红霉素"治疗 4 天后无明显好转，10 月 8 日患者再次就诊，进一步完善胸部 CT 示两肺胸膜下散在斑片实变及条索影，先后予头孢、莫西沙星、左氧氟沙星、依替米星、地塞米松等抗感染治疗共 17 天，其间发热 1 次，且患者咳白痰逐渐增多。10 月 24 日患者再次发热，热峰 38.5 ℃，无畏寒、寒战、恶心、呕吐等不适，遂拟"肺部阴影待查"收住我院呼吸内科。入院后患者有持续性头晕、头痛症状、睡眠障碍。10月27日患者出现谵妄、答非所问、胡言乱语、认知改变、四肢震颤,后间断有肢体抽动伴僵硬,患者家属述患者存在言语增多、性格改变,遂转至我院神经内科进一步治疗。

病程中患者睡眠差,大便正常,有尿频、尿痛症状,近期体重未明显减轻。既往史和个人史无殊,否认家族遗传史。体格检查:神志清,精神可,全身无皮疹,浅表淋巴结未触及肿大,两肺呼吸音粗,未闻及干、湿啰音,双侧胸廓无畸形,双侧呼吸动度一致,语颤对等,双下肢无水肿。神经系统专科查体:神志清,精神可,对答不切题,定时、定向不能,记忆、计算能力下降,失用,双侧瞳孔等大等圆,直径2.5 mm,对光反射灵敏,眼球各向活动可,双眼左视时有复视,鼻唇沟对称,伸舌居中,双侧面部感觉对称,颈软,四肢肌力5级,肌张力查体不配合,四肢浅感觉对称,共济试验不配合,双侧腱反射对称存在,双侧Babinski征阴性。

二、辅助检查

患者入院后完善相关检查。血常规及淋巴细胞亚群分析:红细胞3.67×10^{12}/L、白细胞2.6×10^9/L、血小板70×10^9/L、淋巴细胞计数0.4×10^9/L、B淋巴细胞21.8%。生化全套:丙氨酸氨基酸转移酶483 U/L、天门冬氨酸氨基转移酶540 U/L。男性肿瘤常规全套:铁蛋白>2 000 ng/mL、癌胚抗原13.3 ng/mL。肾功能、电解质、糖化血红蛋白、凝血全套、输血前检查(乙肝五项、梅毒螺旋体、HIV)、甲状腺功能、痰培养及血培养均未见明显异常。呼吸道五联病原体、真菌感染G实验、TB、T-SPOT、痰培养、血培养及隐球菌抗原检测均呈阴性。肺功能:轻度阻塞性通气功能障碍、轻度弥散功能障碍,支气管舒张试验阳性,大气道一氧化氮72 ppb(正常值<25 ppb)。风湿组套、自身免疫:抗SSA/Ro52抗体(+),自身抗体、抗中性粒细胞胞质抗体、红细胞沉降率、抗"O"试验、免疫固定电泳均阴性。脑脊液压力140 mmH$_2$O,脑脊液常规、墨汁染色、神经功能组套及生化分析均未见异常。外送脑脊液NGS提示EB病毒序列数98,血清自身免疫性脑炎抗体抗GluK2 (+),滴度1:100,寡克隆带OCB I型,肌炎自身抗体谱25项半定量检测提示MDA-5抗体(+)、SSA/Ro52抗体(+)(图11-1)。脑电图:两半球见大量慢波出现。骨髓穿刺形态学检查:骨髓增生活跃,粒细胞比例正常,巨核细胞成熟障碍,血小板轻度减少,EB病

毒 DNA 2.420E +03 拷贝/mL。先后多次行胸部 CT 平扫示间质性肺病且进行性加重(图 11-2)。完善头颅 MRI 平扫 + 增强示两侧海马及侧脑室旁对称性 FLAIR 高信号灶(图 11-3)。

抗体	结果	抗体	结果	检测方法	参考区间
Jo-1 抗体 IgG	阴性（<5AU）	OJ 抗体 IgG	阴性（<5AU）		
PL-7 抗体 IgG	阴性（<5AU）	KS 抗体 IgG	阴性（<5AU）		
PL-12 抗体 IgG	阴性（<5AU）	ZO 抗体 IgG	阴性（<5AU）		
EJ 抗体 IgG	阴性（<5AU）	HA 抗体 IgG	阴性（<5AU）		
SRP 抗体 IgG	阴性（<5AU）	Scl-70 抗体 IgG	阴性（<5AU）		阴性：<5AU
HMGCR 抗体 IgG	阴性（<5AU）	PM-Scl-100 抗体 IgG	阴性（<5AU）		灰区：5~10
Mi-2 抗体 IgG	阴性（<5AU）	PM-Scl-75 抗体 IgG	阴性（<5AU）	BLOT	AU（8-12 周
MDA-5 抗体 IgG	阳性（100AU）	Ku 抗体 IgG	阴性（<5AU）		后复查）
TIF-1γ 抗体 IgG	阴性（<5AU）	RNA-PⅢ 抗体 IgG	阴性（<5AU）		阳性：>10 AU
SSA/Ro52 抗体 IgG	阳性（60 AU）	Th/To 抗体 IgG	阴性（<5AU）		
SAE-1 抗体 IgG	阴性（<5AU）	Fibrillarin 抗体 IgG	阴性（<5AU）		
SAE-2 抗体 IgG	阴性（<5AU）	NOR-90 抗体 IgG	阴性（<5AU）		
NXP-2 抗体 IgG	阴性（<5AU）	/	/		

图 11-1 肌炎自身抗体谱 25 项半定量检测结果

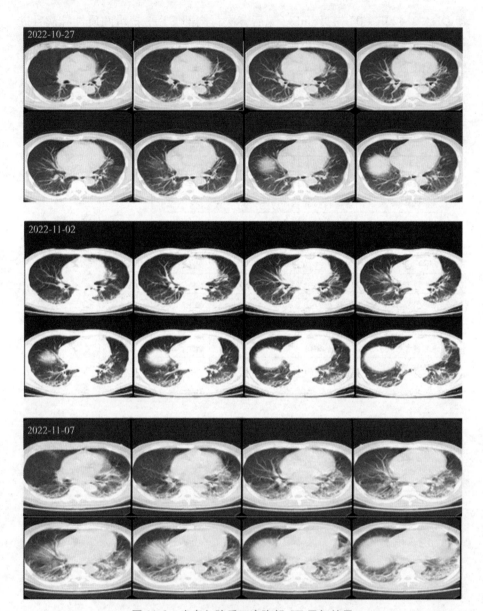

图 11-2　患者入院后三次胸部 CT 平扫结果

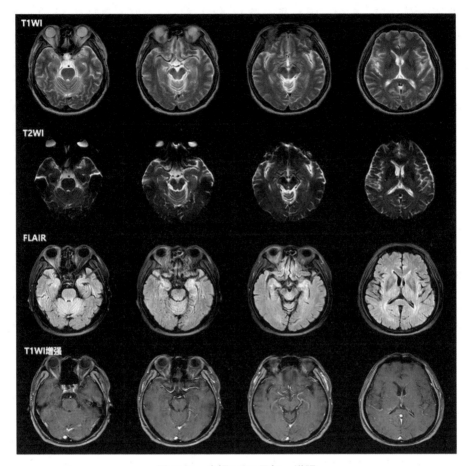

图 11-3　头颅 MRI 平扫 + 增强

三、诊断与鉴别诊断

患者急性病程,以快速进展性间质性肺病为首发症状,逐渐出现低氧及呼吸衰竭表现,神经系统表现为不典型的头晕、头痛,随后逐渐出现意识改变、认知功能障碍及四肢震颤。完善头颅磁共振提示双侧海马及侧脑室旁对称性 FLAIR 高信号。根据相关自身抗体检测,确诊抗 MDA-5 抗体和抗 GluK2 抗体双阳性快速进展性间质性肺病。

根据该患者的疾病特点,主要须与以下疾病鉴别。

(1) EB 病毒感染:嗜人类淋巴细胞的疱疹病毒,人群普遍易感。EB 病毒为双链 DNA 病毒,感染后环化且能自我复制,原发感染后建立终身潜伏感染。EB 病毒感染累及全身多个脏器,肺部感染可表现为间质性肺炎、咳嗽、呼吸困难，颅内感染多表现为脑膜炎或脑炎，其余脏器感染常见于心肌炎、肝功能障碍。本例患者血清及脑脊液均测出 EB 病毒感染阳性，肺部表现为间质性肺病，早期神经系统症状及体征不明显，后期出现谵妄、答非所问等认知改变，近似脑炎表现，同时患者血象提示三系减少和肝功能不全，然而予抗病毒治疗后患者病情仍持续加重，故考虑 EB 病毒感染可能为发病诱因，存在其他自身免疫抗体阳性合并症可能。

（2）自身免疫疾病-结缔组织病相关肺病（CTD-ILD）：包括任何合并有明确诊断的结缔组织病或者有一组症状、体征和异常的实验室检查提示是结缔组织病的间质性肺病。常见的 CTD-ILD 包括类风湿关节炎相关间质性肺病（RA-ILD）、特发性炎性肌病相关间质性肺病、原发性干燥综合征相关间质性肺病、系统性硬化症相关间质性肺病（SSc-ILD）等，临床上可以通过肺部影像学来诊断结缔组织病，也可以通过结缔组织病病史来推断肺部影像学改变。本例患者常规筛查风湿组套及自身免疫抗体示抗 SS-A/Ro52 抗体阳性，且患者 1 个月前有右膝关节疼痛病史，于外院就诊诊断为骨质增生，仔细观察患者双手手背掌指关节处可见"技工手"表现，不排除患者合并风湿免疫性疾病的可能，结合肺部有间质性肺病表现，需继续检查相关抗体以进一步明确诊断。

（3）GluK2 相关自身免疫性脑炎：GluK2 即海藻酸盐型谷氨酸受体亚单位 2，属于谷氨酸盐受体家族，是神经递质释放的突触前调节器，同时存在于兴奋性和抑制性突触中。GluK2 相关自身免疫性脑炎早期以小脑-脑干功能障碍或小脑炎为主要的临床表现，伴随的表现可能包括脑病（记忆缺陷、行为改变和癫痫）、皮质脊髓束受累迹象（反射亢进、脚趾上移和共济失调痉挛步态），或视阵挛、肌阵挛，抗 GluK2 抗体可与抗 AMPAR 和 NMDAR 抗体共存。本例患者血清 GluK2 抗体滴度为 1∶100，临床症状以进行性进展的间质性肺疾病首发，但 GluK2 抗体相关自身免疫性脑炎多累及中枢或外周神经系统，当前相关研究并未发现其累及呼吸系统，不能完全解释间质性肺病，故认为 GluK2 抗体并非本患者的责任抗体。

四、治疗

患者入院后快速进展性间质性肺病症状明显，根据病情先后予左氧氟沙星、头孢唑肟、亚胺培南、莫西沙星抗感染治疗。明确 DM-RP-ILD 诊断后，予地塞米松 5 mg qd 静脉滴注 7 天，后改用甲泼尼龙琥珀酸钠 80 mg qd 静推泵入、丙种球蛋白 0.4 mg/(kg·d)×5 d 及环磷酰胺 0.6 g qd 治疗。患者脑脊液及血清均检测出 EB 病毒感染阳性，遂予膦甲酸钠 3 g q12h 静脉滴注，后改为更昔洛伟 0.3 g q12h 静脉滴注抗病毒治疗。

五、治疗结果、随访及转归

患者间质性肺病快速进展，逐渐出现氧合指数下降及呼吸衰竭，急行床旁气管插管术接呼吸机辅助通气等一系列抢救措施后，患者呼吸及脉氧情况仍不佳，最终死亡。

讨　论

抗 MDA-5 抗体与难治性和快速进展的间质性肺病（ILD）相关。这部分患者多合并皮肌炎（dermatomyositis，DM），但其肌无力和皮疹较轻，既往又称为临床无肌病性皮肌炎（clinically amyopathic dermatomyositis，CADM）。研究表明，抗 MDA-5 抗体与间质性肺病型 DM 相关，在 DM 患者中，抗 MDA-5 抗体的阳性率占 10%～30%，ILD 是抗 MDA-5 抗体相关的常见并发症之一，对患者的预后具有决定性影响，其中 RP-ILD 的预后最差，表现为病情快速进展，短期内出现进行性呼吸困难和低氧血症。亚洲患者抗 MDA-5 抗体阳性率最高，与 RP-ILD 的相关性更强，高水平的抗 MDA-5 抗体和血清铁蛋白导致 CADM-ILD 的病死率也最高。本例患者病情进展迅速，自发病至死亡结局的全病程仅 1 月余，以快速进展性间质性肺病为首发症状，短期内多次行肺部 CT 平扫示间质性肺炎不断进展，肺功能示轻度阻塞性通气功能障碍，支气管舒张试验阳性，大气道一氧化氮 72 ppb，多重抗生素治疗效果均不佳，十分容易误诊。病程中，患者检查指标主要表现为轻度三系减少及肝功能不全，肿瘤指标示铁蛋白明显升高，这与既往病例研究的实验室结果相同，因此确诊为 RP-ILD。

本例患者的病情快速进展，同时出现多种神经系统的体征，主要表现为谵妄、答非所问等认知改变，同时伴有四肢震颤及间断肢体抽动、僵硬。神经系统专科查体示定时、定向不能，记忆、计算能力下降，累及双眼表现为左视时有复视，脑电图见双侧大脑半球大量慢波出现。上述提示患者存在颅内受累，经

MRI 评估发现患者双侧海马及侧脑室旁对称性 FLAIR 高信号,进一步完善腰椎穿刺检查提示抗 GluK2 抗体(+),提示患者可能合并自身免疫性脑炎。回顾文献发现,抗 GluK2 抗体相关脑炎目前并不多见,文献报道以小脑-脑干功能障碍或小脑炎为主要的临床表现,伴随的症状包括脑病(记忆缺陷、行为改变和癫痫)、皮质脊髓束受累迹象(反射亢进、脚趾上移和共济失调痉挛步态),或视阵挛、肌阵挛。抗 GluK2 抗体可与抗 AMPAR 抗体和抗 NMDAR 抗体共存。本例患者存在 EB 病毒感染,而且主要症状及最终死亡原因主要为呼吸系统症状,因此我们认为抗 GluK2 抗体为非责任抗体,可能与 EB 病毒感染存在一定相关性。

RP-ILD 常合并风湿免疫性疾病,肌炎相关性抗体中抗 SS-A/Ro-52 抗体与抗 MDA-5 抗体共同出现的频率较高。在青少年肌炎的研究中,抗 Ro-52 抗体与抗 MDA-5 抗体密切相关,具有抗 Ro-52 抗体的患者更易患 ILD 并且预后更差。抗 SS-A/Ro-52 抗体和抗 MDA-5 抗体双阳性的 DM 患者较单纯抗 MDA-5 抗体阳性的患者死亡率更高。该患者入院后常规筛查风湿组套及自身免疫抗体示抗 SS-A/Ro52 抗体阳性,该抗体可能与干燥综合征、系统性红斑狼疮、皮肌炎等疾病相关,外送肌炎自身抗体谱25 项检测中抗 SS-A/Ro-52 抗体和抗 MDA-5 抗体双阳性,脑脊液及血清中均检测出 EB 病毒感染。MDA-5 自身抗体可在呈现对称性多关节炎的 DM 患者中发现,其临床上类似于类风湿关节炎,本例患者 1 个月前有右膝关节疼痛病史,于外院就诊时诊断为骨质增生,仔细观察患者双手手背掌指关节处可见"技工手"表现,不排除患者合并其他风湿免疫性疾病的可能。

相关研究报道,抗 MDA-5 抗体水平是 CADM 或 DM 患者中监测 RP-ILD 活动性的新参数和良好预测因子,肌炎抗体谱是 DM 非常重要的诊断和预后标志物。抗 MDA-5 抗体相关 DM 在亚洲女性中多见,亚洲抗 MDA-5 抗体相关 DM 成年患者的 ILD 发生率高达 90%~95%。血清中抗 MDA-5 抗体滴度被认为与疾病活动程度显著相关,这也被视为评估治疗效果的重要指标,高滴度的血清抗 MDA-5 抗体与急性期死亡相关。治疗期间的抗 MDA-5 抗体水平与患者的临床病程平行,抗 MDA-5 抗体产生的再增加似乎与复发的临床发作相关。因此,抗 MDA-5 抗体水平可能是监测疾病进展及复发的有效标志物,可以预测 ILD 的发生和复发,并评估疗效及预后。免疫沉淀 ELISA 法检测抗 MDA-5 抗体缩短了检测时间,且能提供定量的滴度测量,对改善疾病的预后具有重要意义。本例患者行腰椎穿刺术后外送脑脊液及血清相关肌炎抗体检测，结果示抗 MDA-5 抗体滴度较高，为 100 AU，这可能是该患者病情迅速进展并在急性期内死亡的重要原因之一。

目前，糖皮质激素仍是 RP-ILD 的一线治疗药物，但关于其使用剂量、疗程及减量方案尚未达成专家共识，过早将糖皮质激素减量可能导致疾病的复发。RP-ILD 预后呈断崖式，肺纤维化死亡率极高，早期应用免疫抑制剂有利于改善患者的预后，而且使用不同作用机制的免疫抑制剂可减少糖皮质激素使用的时长和剂量，进而减少不良事件的发生。近年来发现，对于快速进展及危重的 DM 患者，静注丙种球蛋白也有良好的疗效，其潜在的作用机制包括抑制 Fc 受体上调，置换保护性受体位点，减少内源性免疫球蛋白的半衰期，中和自身抗体，抑制补体激活等。本例患者肺部疾病进展迅速，早期明确诊断困难，需进行全面评估，由呼吸、血液、神经等多个科室联合会诊，最终诊断 RP-ILD，并予激素、丙种球蛋白及环磷酰胺三联规范化治疗，但仍无法及时逆转该病对患者肺部及神经系统的损害。在药物的选择上，需在确诊后对患者病情进行全面评估，果断地早期排查、诊断对于治疗及预后尤为重要。一经诊断，积极采取三联治疗方案（他克莫司 + 环磷酰胺 + 激素），待病情稳定后改用毒副作用更小的多靶点三联方案（他克莫司 + 吗替麦考酚酯 + 激素）。若治疗仍然无效，应考虑单独或序贯采用替代抢救疗法，如血浆置换、静注免疫球蛋白等。而对于存在严重及难治性呼吸功能不全者，应考虑 ECMO 辅助，维持患者生命。对抗 MDA-5 抗体阳性相关难治性 RP-ILD 患者也可考虑早期进行肺移植评估。

合并抗 MDA-5 抗体阳性的 ILD 病情复杂，进展快，预后差，以快速进展性间质性肺病为主要表现，容易误诊或漏诊。根据胸部影像学和特征性皮损、血清肌酶、肌电图的改变甚至肌肉活组织检查，及早诊断并启动有效治疗，早期使用三联的综合治疗可有效改善预后。

总　结

　　临床上对于快速进展性间质性肺病合并神经系统症状的患者,应注意完善包括抗 MDA-5 抗体在内的血清肌炎抗体检测。同时警惕抗 MDA-5 抗体相关间质性肺病合并自身免疫性脑炎。由于本病进展迅速,死亡率高,及早诊断并启动有效治疗十分关键。

　　(张金茹　李瑛姿　熊康平　李科儒　蒋雨　石际俊　胡伟东　张艳林)

【参考文献】

　　[1] SATOH M, TANAKA S, CERIBELLI A, et al. A Comprehensive Overview on Myositis-Specific Antibodies: New and Old Biomarkers in Idiopathic Inflammatory Myopathy [J]. Clin Rev Allergy Immunol, 2017, 52(1): 1 – 19.

　　[2] IKEDA S, ARITA M, MORITA M, et al. Interstitial lung disease in clinically amyopathic dermatomyositis with and without anti-MDA-5 antibody: to lump or split? [J]. BMC Pulm Med, 2015, 15: 159.

　　[3] FUJIMOTO M, WATANABE R, ISHITSUKA Y, et al. Recent advances in dermatomyositis-specific autoantibodies[J]. Curr Opin Rheumatol, 2016, 28(6): 636 – 644.

　　[4] SAARDI K M, ZACHARY C M, DEWITT C A, et al. Dermatomyositis: Clinical features and pathogenesis[J]. J Am Acad Dermatol, 2020, 83(1): e21 – e22.

　　[5] GONO T, KAWAGUCHI Y, SATOH T, et al. Clinical manifestation and prognostic factor in anti-melanoma differentiation-associated gene 5 antibody-associated interstitial lung disease as a complication of dermatomyositis[J]. Rheumatology (Oxford), 2010, 49(9): 1713 – 1719.

　　[6] SATO S, KUWANA M, FUJITA T, et al. Anti-CADM-140/MDA5 autoantibody titer correlates with disease activity and predicts disease outcome in patients with dermatomyositis and rapidly progressive interstitial lung disease[J]. Mod Rheumatol, 2013, 23(3): 496 – 502.

　　[7] SU C F, LIAO H T, TSAI C Y. Tocilizumab and rituximab for anti-MDA-5 positive amyopathic dermatomyositis complicated with macrophage activation syndrome and progressive fibrosing interstitial lung disease[J]. Scand J Rheumatol, 2022, 51(2): 166 – 168.

　　[8] VáNCSA A, CSíPO I, NéMETH J, et al. Characteristics of interstitial lung disease in SS-A positive/Jo-1 positive inflammatory myopathy patients[J]. Rheumatol Int, 2009, 29

（9）：989 – 994.

［9］ SABBAGH S, PINAL-FERNANDEZ I, KISHI T, et al. Anti-Ro52 autoantibodies are associated with interstitial lung disease and more severe disease in patients with juvenile myositis［J］. Ann Rheum Dis, 2019, 78（7）：988 – 995.

［10］ DUNGA S K, KAVADICHANDA C, GUPTA L, et al. Disease characteristics and clinical outcomes of adults and children with anti-MDA-5 antibody-associated myositis：a prospective observational bicentric study［J］. Rheumatol Int, 2022, 42（7）：1155 – 1165.

［11］ HUANG K, VINIK O, SHOJANIA K, et al. Clinical spectrum and therapeutics in Canadian patients with anti-melanoma differentiation-associated gene 5 （MDA5）-positive dermatomyositis：a case-based review［J］. Rheumatol Int, 2019, 39（11）：1971 – 1981.

［12］ HALL J C, CASCIOLA-ROSEN L, SAMEDY L A, et al. Anti-melanoma differentiation-associated protein 5-associated dermatomyositis：expanding the clinical spectrum ［J］. Arthritis Care Res（Hoboken）, 2013, 65（8）：1307 – 1315.

［13］ MATSUSHITA T, MIZUMAKI K, KANO M, et al. Antimelanoma differentiation-associated protein 5 antibody level is a novel tool for monitoring disease activity in rapidly progressive interstitial lung disease with dermatomyositis［J］. Br J Dermatol, 2017, 176（2）：395 – 402.

［14］ SAKAMOTO S, OKAMOTO M, KAIEDA S, et al. Low positive titer of anti-melanoma differentiation-associated gene 5 antibody is not associated with a poor long-term outcome of interstitial lung disease in patients with dermatomyositis［J］. Respir Investig, 2018, 56（6）：464 – 472.

［15］ MURASE C, MURO Y, AKIYAMA M. Rapid increase of serum anti-MDA-5 antibodies and exacerbation of clinically amyopathic dermatomyositis/interstitial lung disease ［J］. J Eur Acad Dermatol Venereol, 2017, 31（1）：e43 – e44.

［16］ MURO Y, SUGIURA K, HOSHINO K, et al. Disappearance of anti-MDA-5 autoantibodies in clinically amyopathic DM/interstitial lung disease during disease remission ［J］. Rheumatology（Oxford）, 2012, 51（5）：800 – 804.

［17］ NISHIOKA A, TSUNODA S, ABE T, et al. Serum neopterin as well as ferritin, soluble interleukin-2 receptor, KL-6 and anti-MDA5 antibody titer provide markers of the response to therapy in patients with interstitial lung disease complicating anti-MDA5 antibody-positive dermatomyositis［J］. Mod Rheumatol, 2019, 29（5）：814 – 820.

［18］ SATO S, MURAKAMI A, KUWAJIMA A, et al. Clinical utility of an enzyme-linked immunosorbent assay for detecting anti-melanoma differentiation-associated gene 5 autoantibodies［J］. PLoS One, 2016, 11（4）：e0154285.

［19］ NAKASHIMA R, HOSONO Y, MIMORI T. Clinical significance and new detection system of autoantibodies in myositis with interstitial lung disease［J］. Lupus, 2016, 25(8): 925 – 933.

［20］ KOHSAKA H, MIMORI T, KANDA T, et al. Treatment consensus for management of polymyositis and dermatomyositis among rheumatologists, neurologists and dermatologists［J］. J Dermatol, 2019, 46(1): e1 – e18.

［21］ MATHAI S C, DANOFF S K. Management of interstitial lung disease associated with connective tissue disease［J］. Bmj, 2016, 352: h6819.

［22］ MAHER T M, WUYTS W. Management of fibrosing interstitial lung diseases［J］. Adv Ther, 2019, 36(7): 1518 – 1531.

［23］ HAMADA-ODE K, TANIGUCHI Y, KIMATA T, et al. High-dose intravenous immunoglobulin therapy for rapidly progressive interstitial pneumonitis accompanied by anti-melanoma differentiation-associated gene 5 antibody-positive amyopathic dermatomyositis［J］. Eur J Rheumatol, 2015, 2(2): 83 – 85.

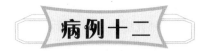

肯尼迪病

肯尼迪病,又称脊髓延髓肌萎缩症(spinal bulbar muscular atrophy,SBMA),是一种 X 连锁隐性遗传的神经系统遗传病,1968 年由美国医生 William R. Kenndey 首次报道。该病多见于成年男性,女性多为致病基因携带者,发病率为(1~2.5)/10 万。本病早期临床表现可与运动神经元病表现类似,临床中容易误诊及漏诊。现报道 1 例经基因检测确诊的肯尼迪病患者,回顾其临床资料及诊治过程,以期提高神经科医生对于本病的认识,减少误诊和漏诊。

临床资料

一、一般资料

患者男性,40 岁,因"进行性四肢乏力 2 年"于 2022 年 10 月 3 日就诊于苏州大学附属第二医院神经内科。患者 2 年前无明显诱因渐起四肢无力,以双下肢近端无力为主,呈持续性,蹲起、爬楼时较明显,后感双手握力不灵活,脸部肌肉偶有跳动,当时无头晕、头痛,无饮水呛咳,无口角歪斜,休息后症状稍有好转,遂未重视,一直未就诊。近 1 年以来患者察觉爬楼费力,由下蹲到站立的过程完成困难。入院 3 个月前,患者感到在平地行走时双下肢费力,遂至我院就诊。病程中,患者神志清,精神可,饮食、睡眠可,二便正常,近期体重无明显改变。既往体健。家族史阴性。入院查体:T 36.2 ℃,BP 123/84 mmHg,意识清楚,双瞳直径 2.5 mm,对光反射灵敏,眼球运动到位,未及眼震,伸舌居中,可见舌肌萎缩及舌肌纤颤(图 12-1A),口周肌肉抽动,颈软,双上肢肌力 5

级,双侧虎口区肌肉萎缩,以右手为著(图 12-1B),肱二头肌叩击时可见肌束颤动,双下肢近端肌力 4 级,远端 5¯级,四肢、躯干及肩胛带肌群未见肌肉萎缩,四肢双侧深浅感觉对称存在,腱反射正常,双侧 Babinski 征阴性,步态正常,脑膜刺激征阴性。可见双侧乳房增生(图 12-1C)。

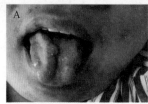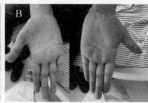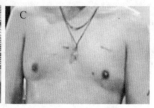

A:舌肌萎缩; B:虎口区肌肉萎缩,以右手为著; C:双侧乳房增生。

图 12-1　患者查体结果

二、辅助检查

患者入院后完善相关监测,血常规、肝肾功能、凝血功能、输血前检查、男性肿瘤相关标志物、甲功全套、性激素全套、血清副肿瘤相关抗体未见异常。生化全套示肌酸肌酶 600 U/L(参考值 50～310 U/L)。颈椎 MRI 平扫可见轻度颈椎间盘突出,未见延髓及颈髓占位或变细,无脊髓空洞(图 12-2)。

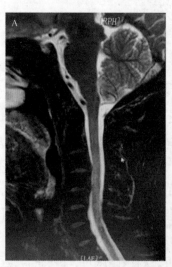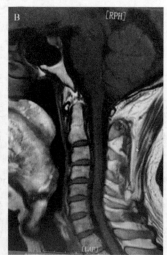

A:MRI T2WI; B: MRI T1WI。

图 12-2　患者颈椎 MRI 结果

患者完善神经传导速度＋肌电图检查,神经传导速度提示所检神经未见明显异常。右正中神经 F 波潜伏期正常、引出率正常。右胫神经 F 波潜伏期正常,引出率降低。针极肌电图提示双侧胫前肌、股内侧肌、第一骨间肌、右侧肱二头肌在静息状态下未见明显自发电位。轻收缩时运动单位时限增宽、波幅增高。重收缩时呈单纯相。舌肌插入电位延长,静息状态下可见较多自发电位,轻收缩时可见部分运动单位宽大,重收缩时呈单混相,综上结果提示存在广泛神经源性损害。

进一步完善动态突变基因检测,结果提示致病基因 AR 的 1 号外显子(CAG)的重复次数为 50 次,超出正常范围(正常人该序列的重复次数为≤34次,致病范围为≥38 次),符合肯尼迪病的致病特征(图 12-3)。

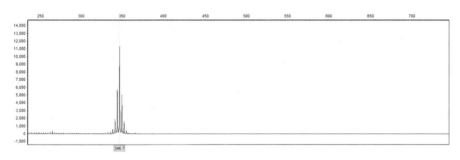

图 12-3　患者 PCR ＋毛细管电泳

三、诊断与鉴别诊断

本例患者为进行性肢体无力起病,慢性病程,查体存在四肢肌肉萎缩,同时存在舌肌纤颤、口周肌肉震颤及肌束颤动,电生理检查提示广泛神经源性损害,定位于脊髓前角。患者同时伴有男性乳房发育,血清肌酸肌酶轻度增高,定性诊断考虑遗传性疾病可能性大。最终经基因检测提示 AR 基因的 1 号外显子(CAG)的重复次数为 50 次,确诊为肯尼迪病。本例患者需要与如下疾病进行鉴别。① 肌萎缩侧索硬化(amyotrophic lateral sclerosis,ALS):多为常染色体显性遗传,极少数为 X 连锁遗传。患者同时存在不同程度的上、下运动神经元受累表现。ALS 病情较肯尼迪病进展快,最终多因呼吸肌麻痹或并发呼吸道感染死亡,生存期通常 3 ~ 5 年。而肯尼迪病只累及下运动神经元,呈对称性缓慢进展,预后通常比较良好,预期寿命几乎不受影响或仅有小幅缩短。此外,ALS 无雄激素不敏感表现,即无乳房发育,结合基因检测、电生理、生化、影像学方法可鉴别。② 成人型脊髓性肌萎缩症（spinal muscular atrophy，SMA）：成人型 SMA 以常染色体隐性遗传为主，主要为 SMA 4 型，病变主要累及脊髓前角运动神经元，以四肢近端肌无力、肌萎缩为主要表现。但 SMA 女性也可发病，较少呈 X 连锁隐性遗传，且无男性乳房发育等内分泌改变和感觉受累的症状，基因检测仍然是鉴别诊断的关键。③ 颈椎病：患者可有手部肌肉萎缩，压迫脊髓时还可致下肢肌腱反射亢进、双侧病理反射阳性等上、下运动神经元病变的症状和体征。颈椎病亦可呈慢性进行性病程，两者鉴别有时较困难。但颈椎病的肌萎缩常局限于上肢，多见手肌萎缩，常伴上肢或肩部疼痛，客观检查常有感觉障碍，可有括约肌障碍，无延髓麻痹表现。④ 延髓和脊髓空洞症：临床上也常有双手小肌肉萎缩，肌束震颤，可进展为真性延髓性麻痹，也可出现锥体束征。但该病临床进展缓慢，常合并其他畸形，且有节段性分离性感觉障碍，MRI 可显示延髓或脊髓空洞，有助于鉴别。⑤ 颈段脊髓肿瘤：患者可有上肢肌萎缩和四肢腱反射亢进，双侧病理反射阳性，但一般无肌束颤动，常有神经根痛和传导束性感觉障碍。腰椎穿刺可发现椎管阻塞，脑脊液蛋白含量增高。CT 或 MRI 显示椎管内占位病变有助于诊断。

四、治疗

本例患者无痛性痉挛、吞咽困难、呼吸功能障碍等并发症，治疗上予 B 族维生素 1 片 tid、艾地苯醌 30 mg tid 口服营养神经及改善代谢。

五、治疗结果、随访及转归

患者出院后半年及 1 年后门诊随访，肢体无力无明显加重，无呼吸费力及肺部感染等并发症，生命体征平稳。

讨 论

肯尼迪病主要累及脑干和脊髓的运动神经元细胞，此外还包括感觉神经、骨骼肌及神经系统外内分泌等。该病的临床诊断需要结合病史、临床检验、神经电生理表现以及基因检测结果。在血检方面，肯尼迪病患者血清肌酸肌酶和乳酸脱氢酶可轻度或明显升高，性激素水平（睾酮、黄体酮、促卵泡激素、黄体生成素)也可出现异常。患者可出现高脂血症以及糖耐量受损。腰椎穿刺脑脊液检查往往是正常的。肌电图检查可见感觉神经传导出现动作电位波幅降低,传导速度减慢,针肌电图主要表现为广泛神经源性损害,存在进行性和/或慢性失神经改变,静息电位可见到大量自发电位,小力收缩时出现运动单位动作电位时限显著增宽,大力收缩募集相呈单纯相或混合单纯相,部分病例也可合并肌源性损害。神经肌肉活检主要表现为神经源性损害,有时会合并肌源性损害。同时可见大的有髓纤维减少,伴少量纤维脱髓鞘,施万细胞变性。

临床上根据运动障碍肯尼迪病可分为典型和不典型的肢体无力。典型肢体无力的肯尼迪病患者常以双下肢无力起病,逐渐进展至累及双上肢、舌肌和面部的肌肉。临床表现为肌肉萎缩无力、肌束颤动等,肢体无力以近端受累为主,多呈不对称分布,舌肌无力、萎缩和纤颤往往非常突出,上述症状缓慢进展,病程后期可影响日常生活,出现行走费力、吞咽困难等。不典型肢体无力的肯尼迪病患者肢体无力前数年甚至数十年即出现易疲劳、肌酶升高、痛性痉挛、口周及姿势性震颤表现,咀嚼肌受累时可引起下颌震颤。

AR 基因中 CAG 重复序列扩增数目是诊断肯尼迪病的“金标准”。2019年,国家卫生健康委罕见病诊疗与保障专家委员会办公室(中国医学科学院北京协和医院)牵头制定了肯尼迪罕见病诊疗指南(2019 年版),参照 2011 年欧洲神经科学联合会指南将 CAG 重复序列数目≥35 次作为诊断肯尼迪病的依据。与其他多聚谷氨酰胺疾病类似,肯尼迪病呈现遗传早现现象,重复拷贝数目在传代过程中不断增加,导致发病时间逐代提前,临床症状逐代加重。女性携带者多数并无症状,即使出现症状,程度也较轻,可仅表现为束颤、轻度肢体无力、肌肉痉挛或者单纯表现为血清肌酶升高等。

目前临床上仍缺乏有效的针对肯尼迪病病因的治疗手段,潜在的靶点治疗药物正在研究当中。亮丙瑞林是一种促黄体激素释放激素类似物,可抑制促性腺激素的分泌,减少异常 AR 蛋白在细胞核中沉积,起到延缓病情进展的作用。还有一些新药如热休克蛋白诱导剂、组蛋白去乙酰化酶、ASC-J 9 等已在动物实验当中初见成效。其他对症治疗的主要目的是缓解患者临床症状、改善生活质量。例如,痛性痉挛者可选用替扎尼定、巴氯芬、加巴喷丁、丙戊酸钠、卡马西平等药物对症治疗;吞咽困难致营养不良者可行经皮内镜胃造瘘术;呼吸功能障碍者可使用机械通气等改善症状。对于男性乳房发育、性功能障碍等,常规的雄激素替代治疗可能会加重疾病进展。肯尼迪病的病情通常进展缓慢,患者平均寿命正常或轻度减短,死亡原因常为肺炎和呼吸衰竭。文献报道该病10年生存率为82%,中位生存年龄是65岁,大部分患者预后较好。

本例患者有效地与ALS进行了鉴别诊断,最终诊断为肯尼迪病。临床中肯尼迪病与ALS,两者在预后及治疗上存在很大差别。前者大多预后较好,后者往往预后不佳,生存期短。因诊断明确,避免误诊为ALS,所以患者避免了服用利鲁唑,减少了患者的治疗费用,减轻了患者的负担。

总　结

在临床工作中,对于以肢体乏力为主诉,查体发现肌肉萎缩、舌肌萎缩/震颤为主要临床表现的患者,除运动神经元病的诊断外,应警惕肯尼迪病的诊断。由于二者在治疗及预后方面存在诸多差异,早期识别和有效鉴别诊断对于后续治疗方案及预后判断意义重大。

(李凯　毛成洁)

【参考文献】

[1] KENNEDY W R, ALTER M, SUNG J H. Progressive proximal spinal and bulbar muscular atrophy of late onset. A sex-linked recessive trait [J]. Neurology, 1968, 18 (7): 671-680.

[2] Fischbeck K H. Spinal and bulbar muscular atrophy overview [J]. J Mol Neurosci, 2016, 58: 317-320.

[3] QUERIN G, SORARU G, PRADAT P F. Kennedy disease (X-linked recessive bulbospinalneuronopathy): A comprehensive review from pathophysiology to therapy [J]. Rev Neurol (Paris), 2017, 173: 326-337.

[4] JOKELA M E, UDD B. Diagnostic clinical, electrodiagnostic and muscle pathology features of spinal and bulbar muscular atrophy [J]. J MolNeurosci, 2016, 58: 330-334.

[5] FRATTA P, NIRMALANANTHAN N, MASSET L, et al. Correlation of clinical and molecular features in spinal bulbar muscular atrophy [J]. Neurology, 2014, 82: 2077-2084.

[6] 国家卫生健康委官网. 国家卫健委: 完成我国首部罕见病诊疗指南发布 [J]. 中华医学信息导报, 2019, 34 (5): 7.

［7］ ARNOLD F J, MERRY D E. Molecular mechanisms and therapeutics for SBMA/ kennedy's disease. Neurotherapeutics ［J］. 2019, 16 (4)：928 – 947.

［8］ 鲁明, 樊东升. 肯尼迪病治疗的临床研究进展 ［J］. 中华神经科杂志, 2015, 48 (3)：233 – 235.

［9］ MITSUMOTO H. Long-term treatment with leuprorelin for spinal and bulbar muscular atrophy ［J］. J NeurolNeurosurg Psychiatry, 2017, 88：1004 – 1005.

［10］ FINSTERER J. Perspectives of Kennedy's disease ［J］. J Neurol Sci, 2010, 298： 1 – 10.

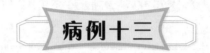

误诊为 Vogt-小柳原田综合征的中枢神经系统
弥漫大 B 细胞淋巴瘤

Vogt-小柳原田综合征（Vogt-Koyanagi-Harada syndrome，VKHS），又称葡萄膜大脑炎，是一种以双眼弥漫性葡萄膜炎，同时可伴有神经系统受累（如头痛、耳鸣和脑膜刺激症状）以及皮肤改变（如脱发、白癜风和白发）的多系统临床综合征。眼内淋巴瘤是中枢神经系统弥漫大 B 细胞淋巴瘤中罕见的首发表现形式，可伪装为不同类型葡萄膜炎而延误诊断，其中 VKHS 是常被误诊的一种，因此早期识别并诊断淋巴瘤对患者的治疗方案和生存预后有很大的影响。现报道一例误诊为 VKHS 的中枢神经系统弥漫大 B 细胞淋巴瘤的病例，并总结既往类似误诊报道及相关鉴别诊断要点。

临床资料

一、一般资料

患者男性，65 岁，因"视力下降 1 个月，反应迟钝伴双下肢无力 2 周"于 2022 年 6 月 6 日入住苏州大学附属第二医院神经内科。患者 5 月 6 日无明显诱因出现双眼视力下降，伴眼红，至 A 医院就诊，予激素静脉治疗，症状无明显缓解。5 月 14 日就诊于 B 医院门诊，光学相关断层扫描（optical correlation tomography，OCT）示双眼黄斑区视网膜神经上皮层隆起，其下可见液性暗区（图 13-1）。B 超示双眼玻璃体轻度混浊，后极部局部视网膜异常。眼底荧光素血管造影（fundus fluorescein angiography，FFA）示双眼点状高荧光渗漏（图

13-2),考虑双眼 VKHS,予甲泼尼龙 500 mg qd × 4 d 冲击治疗,视力下降、结膜充血好转,后改为 60 mg 泼尼松口服,每周减 5 mg。5 月 25 日渐起反应迟钝,伴有双下肢无力,行走不稳,言语欠清。5 月 31 日反应迟钝、肢体无力加重,至 C 医院住院治疗。6 月 3 日肌力进一步下降,无法行走,伴小便失禁,腰痛不适,查体示左下肢肌力 3 级,右下肢肌力 2 级,C 院予甲泼尼龙 250 mg qd 治疗。6 月 6 日患者为进一步诊治转至我院。病程中,患者食欲一般,大便正常,近期体重下降 3 kg。入院查体:T 37.2 ℃,HR 85 次/分,粗测定位、定向力下降,视野正常,双瞳直径 2.5 mm,对光反射灵敏,双眼上视稍欠佳,未及眼震,双耳听力正常,伸舌居中,咽反射存在,双上肢肌力 5 级,左下肢肌力 3 级,右下肢肌力 2 级,双侧深浅感觉对称,四肢腱反射对称存在,右侧 Babinski 征阳性,双侧指鼻试验完成好。步态及龙贝格(Romberg)征无法完成。肠鸣音正常,腹软,肝脾不大。心肺听诊无殊。

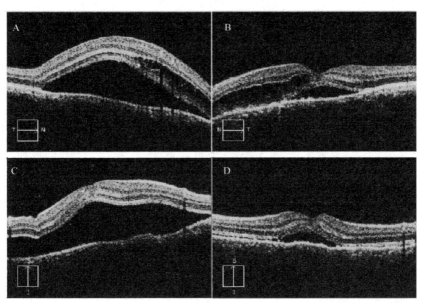

A:右眼(水平扫描);B:左眼(水平扫描);C:右眼(垂直扫描);D:左眼(垂直扫描)。

图 13-1　双眼 OCT 检查结果

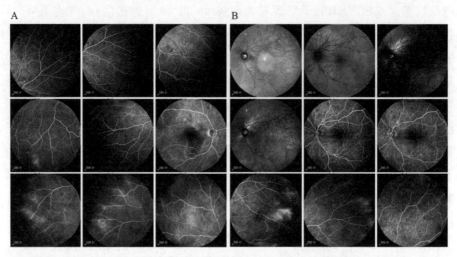

右眼（A）早期可见视网膜散在荧光遮蔽，点状高荧光，周边局部血管高荧光着染，无灌注（颞侧为主＋鼻侧），晚期见高荧光渗漏明显，后极部湖样荧光积存。左眼（B）中晚期可见视网膜散在荧光遮蔽，点状高荧光，周边局部血管高荧光着染渗透，无灌注（颞侧为主＋鼻下方），晚期可见周边高荧光渗漏明显（颞侧甚），点状高荧光轻渗漏。

图 13-2　双眼 FFA 结果

二、辅助检查

入院后完善相关检查，6 月 6 日血常规：血红蛋白 116 g/L，红细胞计数 3.71×10⁹/L，红细胞比容 34.1%，血小板计数 99×10⁹/L，快速 C 反应蛋白 29.3 mg/L。生化全套：白蛋白 29.4 g/L，丙氨酸氨基转移酶 30 U/L，天门冬氨酸氨基转移酶 66 U/L，LDH 1 974 U/L（正常值 109~245 U/L）。男性肿瘤全套：铁蛋白 >2 000 ng/mL，PSA 22.100 mg/mL，CYFRA211 细胞角蛋白 19 片段 5.99 ng/mL。免疫固定电泳、自身抗体初筛、抗中性粒细胞胞质抗体、类风湿因子、抗"O"试验、抗瓜氨酸抗体、HLA-B27、Coombs 试验、Ham 试验、输血前检查均未见异常。6 月 7 日颅脑 MRI 平扫＋增强：T2WI/DWI 序列可见两侧放射冠区多发异常信号，T1 增强可见右侧额叶强化（图 13-3）。

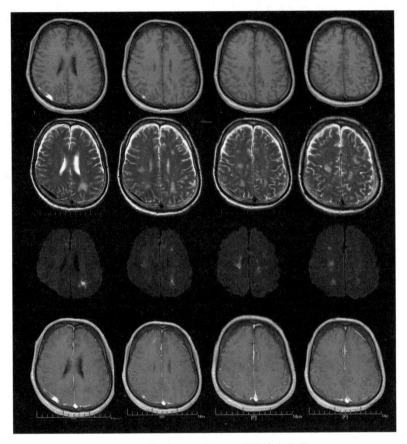

图 13-3　颅脑 MRI 平扫 + 增强检查结果

　　6 月 8 日全脊柱 MRI 平扫 + 增强：C7 椎体水平髓内异常信号灶，T1 锥体内异常信号灶。6 月 10 日及 6 月 14 日复查血常规见血小板计数分别为 79 × 10^9/L、67 × 10^9/L，复查生化全套见 LDH 分别为 2 083 U/L、2 353 U/L。结合患者症状进展、血检异常及颅内多发病变，考虑恶性病变可能性大。6 月 17 日完善 PET-CT，见中轴骨及四肢骨骨髓弥漫不均匀 FDG 代谢增高（图 13-4），考虑血液系统恶性肿瘤。6 月 18 日行骨髓穿刺考虑淋巴细胞瘤，见噬血细胞。骨髓流式细胞学结果见 0.7% CD5（ + ）CD10（ - ）单克隆 B 细胞，染色体正常核型。二代测序示 IGH-BCL6 融合、CD79Bp. Y196S（变异等位基因频率 15.3%）和 MYD88p. M232T（变异等位基因频率 21.1%）病理突变。骨髓活检见异型 B 淋巴细胞多灶性分布（占比约 40%）。腰椎穿刺脑脊液检查：白细胞计数 4 × 10^6/L，总蛋白 999 mg/L，糖定量 5.1 mmol/L，氯化物 120.1 mmol/L。脑脊液及外周血 ctDNA 均发现 IGH-BCL6 融合、CD79B 和 MYD88 病理性突变。

脑脊液白介素-6（interleukin-6，IL-6）：17. 511 pg/mL，白介素-10（interleukin-10，IL-10）：66. 902 pg/mL。

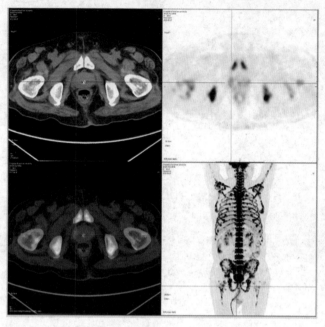

图13-4　PET-CT检查结果

三、诊断

本例患者以双眼发红伴视力下降起病，OCT见浆液性视网膜脱离，FFA见点状荧光渗漏，予以口服及局部激素治疗后眼部症状有明显改善，初步诊断符合VKHS。然而，患者此后出现反应迟钝、双下肢无力、头痛等神经系统症状，眼部症状局部治疗效果不佳，上述神经系统症状逐渐恶化，并出现腰痛、大小便失禁，均无法用VKHS解释。因此，重新考虑定位于眼、脑膜、额顶叶皮质及脊髓广泛受累。患者症状按月进展，复查血检发现血小板计数进行性下降，LDH显著进行性升高，定性诊断首先考虑为恶性肿瘤，尤其以血液系统疾病可能性大。最终完善骨髓穿刺后明确诊断为弥漫大B细胞淋巴瘤（Ⅳ期B组，IPI评分5分，高危）。

四、治疗

患者完善骨髓穿刺后确诊为弥漫大B细胞淋巴瘤，予以R-CHOP＋奥布替尼化疗方案至血液科进一步治疗。同时予甲钴胺营养神经、改善循环等对症治疗。

五、治疗结果、随访及转归

患者 2022 年 6 月至 11 月完成 6 轮化疗,经治疗,患者视力下降、肢体无力症状逐渐好转,11 月肌力恢复至 5 级。12 月治疗期间出现骨髓抑制,住院期间并发尿路感染、肺部感染、肠道感染、消化道出血。2023 年 1 月,患者肺部感染加重,最终因呼吸衰竭死亡。

讨　论

淋巴瘤可累及眼部不同部位,其中原发性眼内淋巴瘤(primary intraocular lymphoma,PIOL)常累及视网膜、玻璃体室和/或视神经,继发性眼内淋巴瘤主要浸润葡萄膜,特别是脉络膜。眼内淋巴瘤是一种罕见的淋巴细胞恶性肿瘤,大多数眼内淋巴瘤为非霍奇金淋巴瘤,其发病率不到眼内肿瘤的 1%,其中弥漫性大 B 细胞淋巴瘤最为常见。视力模糊、视力下降和飞蚊症是常见的初始眼部主观症状,这主要是由淋巴瘤细胞入侵对视网膜光敏结构的侵袭性破坏或玻璃体内占位性混浊所致。行为和认知改变是最常见的首发眼外症状,还可出现偏瘫、头痛和共济失调等。超过半数的眼内淋巴瘤患者 OCT 检查在玻璃体后段有高反射灶,并伴有视网膜高反射灶、视网膜下病变和视网膜色素上皮内病变,表现为不同程度的淋巴瘤细胞在视网膜不同层面的渗透所致的功能异常和结构中断,这在眼部炎症性疾病中不会出现。FFA 中最常见的模式是具有"豹斑"外观的低荧光圆斑,眼底自体荧光(fundus autofluorescence,FAF)反转也很常见,即 FAF 上的高自发荧光斑点对应于 FFA 上该区域的低自发荧光斑点而没有渗漏,FAF 上的颗粒性与活动性淋巴瘤有关。

因眼内淋巴瘤主要表现为眼部及神经系统受累症状,症状无特殊性,常被误诊为 VKHS 这类同样可表现为眼部和神经系统症状的疾病,既往也有类似的误诊报道。Lee 等人报道了 1 例以双眼视物模糊、发热、头痛及听力下降为主要表现的病例,且该患者的头痛症状在服用激素后得到缓解,故此患者初步考虑诊断为不完全性 VKHS,但在进行系统性检查时发现该患者 LDH 水平异常增高,鉴于 LDH 水平在各种恶性肿瘤病例中进行性升高,此患者进一步完善腹部 CT 后发现肝脏肿块伴多发淋巴结改变,最终通过肝活检确诊为弥漫大 B 细胞淋巴瘤。Angioi 等人报道了 1 例以视物模糊、头痛、听力减退为主要表现的病例,初步诊断为 VKHS 并予以大剂量激素冲击治疗,在治疗 3 个月后患者出现间歇性截瘫和神志不清,完善腰椎穿刺脑脊液检查示脑脊液淋巴细胞增高和高水平 LDH,最终通过脑组织活检确诊为弥漫大 B 细胞淋巴瘤。Fukutsu 报道了 1 例表现为视物模糊、发热和耳鸣的病例,眼科检查示双侧浆液性视网膜脱离,根据患者的症状及眼科检查起初认为是 VKHS,但患者经激素治疗后眼部症状没有改善,并出现了左膝关节及背部疼痛,血检发现 LDH水平明显升高,随后通过骨髓活检确诊为弥漫大 B 细胞淋巴瘤。既往报道的病例与本病例有几点相似之处,这些首诊为 VKHS 的淋巴瘤患者均以视物模糊为主要表现,可伴有头痛、发热、听力下降等神经系统及听力系统症状,眼部检查可见葡萄膜炎样改变,但激素治疗后患者症状并无明显好转,甚至出现新的无法用 VKHS 解释的症状,同时血检提示异常升高的 LDH,提示肿瘤负荷增加,且出现血小板进行性下降,最终经骨髓穿刺得到确诊。

房水细胞学检查是眼内淋巴瘤诊断的"金标准",其敏感度约 88%,目前发现多种标志物可为诊断提供重要线索。玻璃体液及房水白介素水平常被用作鉴别诊断标志物及随访的重要指标,IL-6 是一种参与炎症过程的多效性细胞因子,已被证明在葡萄膜炎中升高,在肿瘤性疾病中升高的程度较小。IL-10是一种免疫抑制细胞因子,它刺激 B 细胞产生抗体,是淋巴瘤的重要分子。目前研究发现,IL-10/IL-6 比值 >1 强烈提示眼内淋巴瘤,而不是葡萄膜炎,其敏感度为 93%,特异度为 100%。此病例 IL-6 及 IL-10 均升高,其中 IL-6 升高 2倍,IL-10 升高近 10 倍,IL-10/10-6 比值为 3.9。但在急性视网膜坏死综合症或弓形虫病中,IL-10 也可为高水平,这可能导致假阳性。为了进一步增加诊断的准确性,2016 年有学者提出眼内淋巴瘤白介素(the interleukin score for intra-ocular lymphoma diagnosis,iSold)评分,为眼内淋巴瘤诊断提供了量化指标,其中 iSold 评分 > +4.6 分高度提示眼内淋巴瘤。2020 年,有学者使用嵌套交叉验证法训练和测试了以 IL-6 和 IL-10 为自变量的逻辑回归模型,该回归模型的 ROC 曲线下面积大于 iSold 评分及 IL-10/IL-6 比值。在样本质量差的情况下,生物分子工具可用于提高玻璃体切除术标本的诊断率,高达 70% 的B 细胞淋巴瘤(如原发性中枢神经系统淋巴瘤)中发现了 *MYD88* 突变,此病例脑脊液及外周血 ctDNA 均发现该突变,进一步支持了诊断。目前有研究通过影像后处理技术对 MRI 进行分析并建立预测模型来鉴别眼部附件淋巴瘤和特发性眼眶炎,预测模型诊断结果与有经验的放射科医生分类结果没有明显差异,由此可见影像技术有望运用于眼内淋巴瘤的鉴别。

眼内淋巴瘤是致死、致盲性疾病,中枢神经系统受累时预后更差,早期诊断及治疗对患者的预后十分重要。但眼内淋巴瘤由于其非特异性眼部症状,常常伪装成葡萄膜炎或其他眼部炎症,且葡萄膜炎的类固醇治疗可改善部分眼内淋巴瘤的症状,给眼内淋巴瘤的诊断带来极大的干扰,因此眼内淋巴瘤的延误诊断时常发生。相关荟萃结果表明,眼内淋巴瘤总体延误诊断率为85%,大约70%的眼内淋巴瘤患者延迟诊断超过半年,误诊率为64%左右,有报道误诊时间可长达2年。

总　结

综上所述,对于以视物模糊等葡萄膜炎表现为首发症状的患者,在病程出现无法解释的中枢神经系统受累以及其他系统性血检异常,尤其是出现血小板进行性下降,LDH、铁蛋白等指标异常升高等情况,应警惕恶性淋巴瘤可能。对于疑诊眼内淋巴瘤的患者,可从细胞学、白介素水平、影像学及基因学几个方面进行鉴别。因眼内淋巴瘤常累及中枢神经系统,建议尽早进行头颅 MRI 及脑脊液细胞学、脑脊液 IL-6 和 IL-10 测定,为诊断和治疗争取时间。

(周璇　庄圣　钱秋敏　徐加平　张霞　曹勇军)

【参考文献】

[1] BARDENSTEIN D. Intraocular Lymphoma[J]. Cancer control：journal of the Moffitt Cancer Center, 1998, 5(4)：317 – 325.

[2] RODRIGUEZ E, SEPAH Y, JANG H, et al. Cytologic features in vitreous preparations of patients with suspicion of intraocular lymphoma[J]. Diagnostic cytopathology, 2014, 42(1)：37 – 44.

[3] TOUHAMI S, AUDO I, TERRADA C, et al. Neoplasia and intraocular inflammation：From masquerade syndromes to immunotherapy-induced uveitis[J]. Progress in retinal and eye research, 2019, 72：100761.

［4］ZHAO X, CHENG T, MENG L, et al. Clinical Features, Diagnosis, Management and Prognosis of Primary Intraocular Lymphoma［J］. Frontiers in oncology, 2022, 12: 808511.

［5］READ R, HOLLAND G, RAO N, et al. Revised diagnostic criteria for Vogt-Koyanagi-Harada disease: report of an international committee on nomenclature［J］. American journal of ophthalmology, 2001, 131(5): 647 – 652.

［6］COUPLAND S, HEIMANN H, BECHRAKIS N. Primary intraocular lymphoma: a review of the clinical, histopathological and molecular biological features［J］. Graefe's archive for clinical and experimental ophthalmology, 2004, 242(11): 901 – 913.

［7］WHITCUP S, DE SMET M, RUBIN B, et al. Intraocular lymphoma. Clinical and histopathologic diagnosis［J］. Ophthalmology, 1993, 100(9): 1399 – 1406.

［8］KIMURA K, USUI Y, GOTO H. Clinical features and diagnostic significance of the intraocular fluid of 217 patients with intraocular lymphoma［J］. Japanese journal of ophthalmology, 2012, 56(4): 383 – 389.

［9］JAHNKE K, KORFEL A, KOMM J, et al. Intraocular lymphoma 2000-2005: results of a retrospective multicentre trial［J］. Graefe's archive for clinical and experimental ophthalmology, 2006, 244(6): 663 – 669.

［10］ZHAO H, WANG X, MAO Y, et al. Longitudinal observation of OCT imaging is a valuable tool to monitor primary vitreoretinal lymphoma treated with intravitreal injections of methotrexate［J］. BMC ophthalmology, 2020, 20(1): 10.

［11］CASADY M, FAIA L, NAZEMZADEH M, et al. Fundus autofluorescence patterns in primary intraocular lymphoma［J］. Retina, 2014, 34(2): 366 – 372.

［12］LEE K, KIM Y. Bilateral Multiple Retinal Detachments Associated with Diffuse Large B-Cell Lymphoma: Masquerading as Vogt-Koyanagi-Harada Disease［J］. Ocular immunology and inflammation, 2021: 1 – 4.

［13］ANGIOI K, BODAGHI B, KAMINSKY P, et al. Intravascular lymphoma mimicking a Vogt-Koyanagi-Harada disease［J］. Ocular immunology and inflammation, 2011, 19(2): 132 – 134.

［14］FUKUTSU K, NAMBA K, IWATA D, et al. Pseudo-inflammatory manifestations of choroidal lymphoma resembling Vogt-Koyanagi-Harada disease: case report based on multimodal imaging［J］. BMC ophthalmology, 2020, 20(1): 94.

［15］CASSOUX N, GIRON A, BODAGHI B, et al. IL-10 measurement in aqueous humor for screening patients with suspicion of primary intraocular lymphoma［J］. Investigative ophthalmology & visual science, 2007, 48(7): 3253 – 3259.

［16］KUIPER J, TEN DAM-VAN LOON N, DOMANIAN A, et al. Correlation between measurement of IL-10 and IL-6 in paired aqueous humour and vitreous fluid in primary vitreoretinal lymphoma[J]. Acta ophthalmologica, 2015, 93(8): e680 – e681.

[17] POCHAT-COTILLOUX C, BIENVENU J, NGUYEN A, et al. Use of a threshold of interleukin-10 and IL-10/IL-6 ratio in ocular samples for the screening of vitreoretinal lymphoma[J]. Retina (Philadelphia, Pa), 2018, 38(4): 773 – 781.

[18] FISSON S, OUAKRIM H, TOUITOU V, et al. Cytokine profile in human eyes: contribution of a new cytokine combination for differential diagnosis between intraocular lymphoma or uveitis[J]. PloS one, 2013, 8(2): e52385.

[19] COSTOPOULOS M, TOUITOU V, GOLMARD J, et al. ISOLD: A New Highly Sensitive Interleukin Score for Intraocular Lymphoma Diagnosis[J]. Ophthalmology, 2016, 123(7): 1626 – 1628.

[20] KUO D, WEI M, KNICKELBEIN J, et al. Logistic Regression Classification of Primary Vitreoretinal Lymphoma versus Uveitis by Interleukin 6 and Interleukin 10 Levels[J]. Ophthalmology, 2020, 127(7): 956 – 962.

[21] BONZHEIM I, GIESE S, DEUTER C, et al. High frequency of MYD88 mutations in vitreoretinal B-cell lymphoma: a valuable tool to improve diagnostic yield of vitreous aspirates[J]. Blood, 2015, 126(1): 76 – 79.

[22] WALLACE D, SHEN D, REED G, et al. Detection of the bcl-2 t(14;18) translocation and proto-oncogene expression in primary intraocular lymphoma[J]. Investigative ophthalmology & visual science, 2006, 47(7): 2750 – 2756.

[23] GUO J, LIU Z, SHEN C, et al. MR-based radiomics signature in differentiating ocular adnexal lymphoma from idiopathic orbital inflammation[J]. European radiology, 2018, 28(9): 3872 – 3881.

[24] JIANG H, WANG S, LI Z, et al. Improving diagnostic performance of differentiating ocular adnexal lymphoma and idiopathic orbital inflammation using intravoxel incoherent motion diffusion-weighted MRI [J]. European journal of radiology, 2020, 130: 109191.

[25] CIMINO L, COASSIN M, CHAN C, et al. Vitreoretinal lymphomas misdiagnosed as uveitis: Lessons learned from a case series[J]. Indian journal of ophthalmology, 2016, 64 (5): 369 – 375.

[26] GRANGE L, KOUCHOUK A, DALAL M, et al. Neoplastic masquerade syndromes in patients with uveitis[J]. American journal of ophthalmology, 2014, 157(3): 526 – 531.

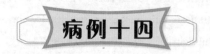

副肿瘤性感觉运动神经元病合并小细胞肺癌

副肿瘤性综合征是一种肿瘤免疫介导的远隔效应导致的临床综合征,包括各种累及外周和/或中枢的神经系统疾病,如脑脊髓炎(边缘叶脑炎、脑干脑炎和急性脊髓炎)、感觉神经元病、亚急性小脑变性、僵人综合征等。现报道1例抗 Hu 抗体和抗 Zic4 抗体双阳性的副肿瘤性感觉运动神经元病,最终诊断为小细胞肺癌的病例,以期拓宽临床医生对副肿瘤相关周围神经病的解读思路。

临床资料

一、一般资料

患者男性,67岁,因"左侧肢体疼痛无力5月余,加重1个月"于2022年2月20日入住苏州大学附属第二医院神经内科。患者2021年10月开始出现左下肢乏力,自觉行走拖步,后至中医院行针灸治疗,乏力较前好转,可以自己行走,未予重视。2021年12月出现头晕、头胀,主要为右侧额颞叶阵发性刺痛感,后开始出现左上肢乏力,伴疼痛麻木,抬举困难,抬举时伴胃部不适感,再次行针灸治疗,未见明显好转,无视物模糊,无二便障碍。2022年1月左侧肢体无力加重,自觉胸闷、心慌,无吞咽困难。病程中,患者食欲欠佳,近期体重无明显变化。患者有吸烟史40余年,15支/天,近2个月戒烟。入院查体:神志清,精神可,双侧瞳孔等大等圆,直径2.5 mm,对光反射灵敏,眼球运动到位,未及眼震,双侧鼻唇沟对称,伸舌居中。左上肢近端肌力3级,左手虎口及鱼际肌肌肉萎缩,握力 2 级,左下肢肌力 4 级,右侧肢体肌力 5 级,四肢肌张力正常,左侧肱二头肌反射(+),左侧膝腱反射(+),右侧肱二头肌反射(+),右侧膝腱反射(-)。双侧面部浅感觉对称,左侧肢体浅感觉减退。右侧指鼻及跟膝胫试验完成可。脑膜刺激征阴性。双侧 Babinski 征阴性。

二、辅助检查

入院后完善检查,血常规、生化全套、血脂四项、同型半胱氨酸、电解质、甲状腺功能、输血前检查(乙肝五项、梅毒、HIV 抗体)、水溶性维生素全套、血尿游离轻链、免疫固定电泳、ANCA、抗心磷脂抗体、红细胞沉降率均未见明显异常。自身抗体初筛:抗核抗体(+),滴度 1∶320。男性肿瘤标志物 CYFAR-211 2.5 ng/mL(正常范围 <2.0 ng/mL),血清铁蛋白 599.9 ng/mL。头颅 MRI 平扫:双侧颞叶和海马区 T2 加权和 FLAIR 序列高信号,无明显强化(图 14-1)。MMSE、MoCA 正常。普通脑电图未见尖波发放。

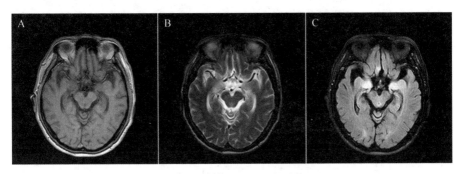

图 14-1　头颅 MRI 平扫结果

完善颈椎 MRI:C6-C7 节段右侧中央旁突出,导致前外侧脊髓和神经根受压。腰椎 MRI:L4-L5 腰椎间盘退行性改变。神经电生理检查结果见表 14-1、表 14-2 所列。运动神经:左侧正中神经、左侧尺神经 CMAP 波幅降低,传导速度减慢;右侧正中神经 CMAP 波幅降低,患者上、下肢 NCV 表现左右基本对称,为轻度多发周围性损伤表现。感觉神经:左侧正中神经 SNAP 波幅降低;右侧正中神经、尺神经 SNAP 波幅轻度降低。F 波:未见明显异常。针肌电图:静息状态下,所检左侧腹直肌、左侧胫前肌、左侧桡侧腕曲肌、左侧第一骨间肌可见较多锐波及纤颤波出现,右侧腓肠肌、右侧桡侧腕曲肌可见插入电位延长。重复神经电刺激未见异常。

表14-1 患者神经传导速度检查结果

检查项目	检查神经	刺激-记录部位	潜伏期/ms		振幅/mV		传导速度/(m·s⁻¹)	
			左	右	左	右	左	右
运动传导	尺神经	腕-ADM	2.99	2.01	4.0	6.6	—	—
		肘下-腕	7.28	6.36	3.2	6.6	45.5	49.7
	正中神经	腕-APB	3.61	3.48	2.6	2.8	—	—
		肘-腕	8.41	8.23	1.93	1.52	43.8	48.6
	胫神经	踝-AH	5.07	4.09	7.9	8.7	—	—
		腘窝-踝	14.2	12.7	6.3	6.2	40.0	42.0
	腓总神经	踝-EDB	3.24	3.79	2.9	2.1	—	—
		膝下-踝	9.87	11.7	2.1	1.41	44.5	39.2
感觉传导	尺神经	指V-腕	2.27	2.32	2.4	5.8	50.7	44.0
	正中神经	指I-腕	2.22	1.94	3.7	5.1	50.5	46.4
	腓肠神经	小腿中-外踝	2.76	2.29	5.3	10.0	43.5	43.7

注:ADM(abductor digiti minimi)为小指展肌;APB(abductor pollicis brevis)为拇短展肌;AH(abductor hallucis)为拇外展肌;EDB(extensor digitorum brevis)为指短伸肌。

表14-2 患者针极肌电图结果

检查肌肉	活动性	纤颤电位	正锐波
左侧斜方肌	正常	–	–
左侧桡侧腕曲肌	+	++	++
左侧背侧骨间肌 I	+	+++	+++
左侧肱桡肌	+	++	++
左侧肱二头肌	正常	–	–
左侧腹直肌	+	++	++
左侧胫前肌	+	++	++
右侧桡侧腕曲肌	++	–	–
右侧背侧骨间肌 I	正常	–	–
右侧胫前肌	正常	–	–
右侧腓肠肌(外侧头)	+	–	–

进一步行腰椎穿刺术,检查结果示脑脊液压力 130 mmH$_2$O,白细胞计数 10×10^6/L(参考范围 $0 \sim 8 \times 10^6$/L),墨汁染色未见明显异常。脑脊液总蛋白

844.0 mg/L(参考范围 150.0~450.0 mg/L),脑脊液氯化物、糖含量未见异常。免疫球蛋白 IgG 指数升高 183.0 mg/L(参考范围 4.8~58.6 mg/L)。血清慢性炎性脱髓鞘性多发性神经根神经(CIDP)抗体:GM1-IgM (+)。血清+脑脊液副肿瘤抗体:间接免疫荧光法抗 Hu 抗体 IgG (+),滴度 1:10;免疫印迹法 Hu 抗体 IgG (+++),抗 Zic4 抗体(++)。根据副肿瘤筛查结果,进一步完善胸部 CT 示左肺上叶结节、肺门淋巴结稍肿大。完善全身 PET-CT 见左肺上叶前段高代谢区、近左肺门区域和主肺窗多个淋巴结呈高代谢,考虑恶性病变可能性大。患者后于外院呼吸科进一步诊治,2022 年 2 月行纤维支气管镜超声引导下经支气管针吸活检术对左下叶气管旁淋巴结行组织病理学检查,病理结果提示小细胞肺癌(图 14-2)。

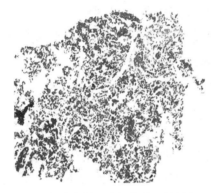

图 14-2　患者肺穿刺活检初步病理结果(HE 染色)

三、诊断及鉴别诊断

本例患者以肢体疼痛、无力起病,慢性病程,进行性加重,查体提示运动及感觉神经不对称受累。定位首先考虑周围神经损害,其特点为感觉运动混合受累、不对称性,且患者存在长度依赖性、伴有肌肉萎缩、腱反射相对保留,提示周围神经轴索受累为主可能性大。定性上,需首先考虑肿瘤性、免疫性相关周围神经病。患者外周血未发现代谢及免疫因素相关证据,进一步完善电生理提示感觉运动轴索性周围神经病。另外,患者头颅 MRI 提示双侧颞叶对称性高信号,须排除副肿瘤抗体及自身免疫性脑炎。进一步完善副肿瘤抗体检测,结果提示抗 Hu 抗体及抗 Zic4 抗体阳性,经积极寻找肿瘤来源后最终确诊小细胞肺癌。鉴别诊断上,本病需要与以下疾病进行鉴别。① 多灶性获得性脱髓鞘性感觉运动神经病(Lewis-Summer 综合征):多为非对称性运动和感觉神经受累,常从上肢和手开始,脑脊液蛋白含量升高,运动和感觉神经传导速度减慢,亦可见传导阻滞。电生理检查可见明显的感觉神经客观受损依据。对于糖皮质激素反应较好。② Lambert-Eaton 综合征:患者多以下肢无力起病,一般无感觉损害体征,可见运动易化现象,电生理检查常提示重复神经电刺激出现低频递减、高频递增现象;部分患者血清副肿瘤抗 SOX1 抗体可呈阳性。③ 血管炎相关周围神经病:患者可以疼痛无力、不对称起病,典型患者肌电图提示多发单神经受损,自身免疫相关检查如 ANCA 等可出现阳性,激素治疗有效。

四、治疗

患者入院后予甲泼尼龙 1 g qd (d1 – d3),500 mg qd (d4 – d6),250 mg qd (d7 – d9)静脉治疗,症状无明显好转。随后予丙种球蛋白 0.4 g/(kg · d) ×5 d 静脉滴注,同时予维生素 B、甲钴胺营养神经治疗。患者确诊小细胞肺癌后转至当地医院呼吸科进一步治疗。

五、治疗结果、随访及转归

出院查体示左上肢近端肌力 3 级,左下肢肌力 5⁻ 级,右侧肢体肌力 5 级。出院后 1 个月随访,患者肢体麻木、无力症状未见明显好转,后至肿瘤专科医院进一步治疗小细胞肺癌,具体不详。

讨　论

抗 Hu 抗体又称为抗神经元核抗体 1 型(antineuronal nuclear antibody type 1,ANNA-1)抗体。1985 年,在 2 例亚急性感觉神经元病合并小细胞肺癌的患者中首次报道了抗 Hu 抗体存在。从最初的表现到现在,目前认为抗 Hu 抗体相关的副肿瘤综合征存在多种表现形式,其中包括感觉神经元病、边缘叶脑炎、脑干脑炎和副肿瘤性小脑变性。Hu 抗原是表达于神经元细胞核表面的一种神经特异性 RNA 结合蛋白,在 mRNA 编码蛋白质中起重要作用。正常情况下,其主要在神经系统中表达,尤其是在小脑浦肯野细胞及后根神经节的感觉神经元中多见。抗 Hu 抗体与脑及脊髓神经元核内抗原、肠内神经元和脊髓背根神经节神经元存在交叉免疫反应,进而产生致病作用。根据最新的副肿瘤性神经综合征诊断标准,抗 Hu 抗体被视为高危抗体,是小细胞肺癌的指向性抗体,85% 的抗 Hu 抗体阳性患者合并肺癌。抗 Zic4 抗体被归类为肿瘤神经元抗体,其靶抗原是细胞内转录因子 Zic4 的锌指结构域。既往研究表明,大多数抗 Zic4 抗体患者也存在抗 Hu 抗体或抗坍塌反应介导蛋白 5(collapsin response mediator protein 5,CRMP5)抗体。与副肿瘤抗体阳性的患者相比,抗 Zic4 抗体阳性的患者更有可能出现小脑症状及体征。既往研究发现,抗 Hu 抗体和抗 Zic4 抗体双阳性患者多数表现为中枢神经系统症状,即边缘叶脑炎。在本病例中,尽管 MRI 提示存在典型的双侧颞叶受累的边缘系统异常,但患者以感觉运动神经元病为突出表现,提示此类双阳性患者可能存在其他周围神经受累的临床表型。

约 1/3 的副肿瘤综合征患者存在周围神经系统受累,其中亚急性感觉神经元病最为常见。此类患者的感觉障碍通常从肢体远端开始,症状分布大多为不对称性和多灶性,这也是背根神经节神经病的致病特征之一。部分抗 Hu 抗体阳性的副肿瘤综合征患者除了感觉症状外,还可能有运动神经、自主神经和中枢神经系统的受累症状或体征。另外,也有部分既往研究认为感觉运动性神经元病而非感觉神经元病才是抗 Hu 抗体神经元病的主要特征。在部分快速进展的疑似运动神经元病患者中也检测到了抗 Hu 抗体的存在,提示临床上对于疑似运动神经病患者在鉴别诊断时也应注意副肿瘤抗体的监测。在本病例中,患者出现了上肢和下肢的亚急性不对称性感觉运动障碍。从症状学上而言,患者以麻木、疼痛起病,此后出现肢体无力,提示存在早期自主神经小纤维或感觉神经薄髓纤维的受累,此后影响了有髓鞘的运动神经。另外,患者的症状从肢体远端开始,病程逐渐发展过程中存在肌肉萎缩,这些体征提示患者以轴索受累而非髓鞘受累为主,这对于定性诊断具有极大意义。与临床主诉一致,电生理检查显示患者正中神经、尺神经和腓肠神经的感觉神经动作电位不对称减弱,左侧受累最为显著。而右侧肢体肌力虽然为 5 级,但其 CMAP 波幅均有所下降,表明临床和电生理存在不匹配。回顾文献,我们发现即使在没有运动障碍的情况下,抗 Hu 抗体阳性副肿瘤综合征患者也可表现出亚临床的运动神经受累,即在肌电图上已发现运动神经轴索损害。因此,在伴或不伴有运动障碍的亚急性不对称性感觉障碍的周围神经病患者中,也应重视副肿瘤抗体的筛查,并进行肿瘤筛查。

如前所述,本例患者的血清中发现了抗 GM1 神经节苷脂抗体。抗神经节苷脂抗体与多种神经系统疾病有关,主要包括急性吉兰-巴雷综合征、CIDP 和多灶性运动神经病等。基于感觉和运动受累的不对称性、电生理特征和抗 GM1-IgM 抗体的存在,需要鉴别非典型的 CIDP。但本例患者对激素治疗效果不敏感,且电生理提示轴索损害为主,此时诊断 CIDP 应更为谨慎。回顾既往文献,抗 GM1-IgM 抗体在副肿瘤性周围神经病中的存在也有报道。这可能是由肿瘤发生过程中肿瘤细胞表达不同类型的神经节苷脂所致。此类神经节苷脂可能具有与周围神经相同的抗原表位,从而通过交叉反应激活免疫过程,导致副肿瘤综合征的发生,但具体病理生理机制还有待研究。抗 Hu 抗体相关的副肿瘤综合征可存在中枢神经系统损害,如边缘叶脑炎。然而,在本病例中,尽管患者表现出典型的类似自身免疫脑炎的 MRI 表现,即内侧颞叶的 T2W1/FLAIR 高信号,但本例患者经临床查体及评估,并不存在记忆障碍、癫痫发作或精神症状,因此不符合边缘叶脑炎的诊断标准。治疗上,副肿瘤综合征患者的治疗包括治疗原发肿瘤和免疫治疗两个方面。尽管免疫治疗在抗 Hu 抗体阳性的副肿瘤综合征治疗中缺少高级别的研究证据,但多数学者认为一定程度的免疫治疗,如丙种球蛋白是有效的。对于已经发现肿瘤的患者,则应尽早处理原发肿瘤。

总　结

临床上对于不对称性起病的周围神经病患者应注意详细的体格检查,指导定位、定性诊断。以轴索损害为主的周围神经病患者,应注意副肿瘤综合征相关抗体的检测。对于多重抗神经元抗体阳性的患者,合并恶性肿瘤的可能性进一步增大,应注意深入筛查潜在肿瘤,从根源上进行及时干预。

(郭成伟　曹钰兰　徐莹莹　李洁)

【参考文献】

[1] GRAUS F, CORDON-CARDO C, POSNER J B. Neuronal antinuclear antibody in sensory neuronopathy from lung cancer[J]. Neurology, 1985,35(4):538 – 543.

[2] OH S J, GÜRTEKIN Y, DROPCHO E J, et al. Anti-Hu antibody neuropathy:a clinical, electrophysiological, and pathological study[J]. Clinical neurophysiology, 2005, 116

（1）：28 – 34.

［3］PAPADOPOULOS K P, ROMERO R S, GONZALEZ G, et al. Anti-Hu-Associated Autoimmune Limbic Encephalitis in a Patient with PD-1 Inhibitor-Responsive Myxoid Chondrosarcoma［J］. The oncologist, 2018,23（1）：118 – 120.

［4］SAIZ A, BRUNA J, STOURAC P, et al. Anti-Hu-associated brainstem encephalitis ［J］. Journal of neurology, neurosurgery, and psychiatry, 2009,80（4）：404 – 407.

［5］NAGASHIMA T, MIZUTANI Y, KAWAHARA H, et al. Anti-Hu paraneoplastic syndrome presenting with brainstem-cerebellar symptoms and Lambert-Eaton myasthenic syndrome［J］. Neuropathology：official journal of the Japanese Society of Neuropathology, 2003, 23（3）：230 – 238.

［6］ZOCCARATO M, GRISOLD W, GRISOLD A, et al. Paraneoplastic Neuropathies：What's New Since the 2004 Recommended Diagnostic Criteria［J］. Frontiers in neurology, 2021, 12：706169.

［7］GRAUS F, VOGRIG A, MUÑIZ-CASTRILLO S, et al. Updated Diagnostic Criteria for Paraneoplastic Neurologic Syndromes［J］. Neurology（R）neuroimmunology & neuroinflammation, 2021,8（4）.

［8］BATALLER L, WADE D F, GRAUS F, et al. Antibodies to Zic4 in paraneoplastic neurologic disorders and small-cell lung cancer［J］. Neurology, 2004, 62（5）：778 – 782.

［9］SABATER L, BATALLER L, SUáREZ-CALVET M, et al. ZIC antibodies in paraneoplastic cerebellar degeneration and small cell lung cancer［J］. Journal of neuroimmunology, 2008, 201 – 202：163 – 165.

［10］GWATHMEY KG. Sensory neuronopathies［J］. Muscle & nerve, 2016, 53（1）：8 – 19.

［11］MUPPIDI S, VERNINO S. Paraneoplastic neuropathies［J］. Continuum（Minneapolis, Minn）, 2014,20（5 Peripheral Nervous System Disorders）：1359 – 1372.

［12］CHELI M, DINOTO A, RIDOLFI M, et al. Motor neuron disease as a treatment responsive paraneoplastic neurological syndrome in patient with small cell lung cancer, anti-Hu antibodies and limbic encephalitis［J］. Journal of the neurological sciences, 2019, 400：158 – 159.

［13］TOLKOVSKY A, KIPERVASSER S, FAINMESSER Y, et al. A paraneoplastic syndrome misdiagnosed as ALS：What are the red flags? A case report and review of the literature［J］. Journal of neuroimmunology, 2021, 358：577635.

［14］CAMDESSANCHé J P, ANTOINE J C, HONNORAT J, et al. Paraneoplastic peripheral neuropathy associated with anti-Hu antibodies. A clinical and electrophysiological study of 20 patients[J]. Brain: a journal of neurology, 2002, 125(Pt 1): 166 –175.

[15] WANLEENUWAT P, IWANOWSKI P, KOZUBSKI W. Antiganglioside antibodies in neurological diseases[J]. Journal of the neurological sciences, 2020, 408: 116576.

[16] KANAJI N, KUME K, MIZOGUCHI H, et al. Subacute Sensorimotor Neuropathy Accompanied by Anti-ganglioside GM1 Antibody in a Patient with Lung Cancer[J]. Internal medicine (Tokyo, Japan), 2018, 57(22): 3289 –3292.

[17] ANTOINE JC, CAMDESSANCHé JP, FERRAUD K, et al. Antiganglioside antibodies in paraneoplastic peripheral neuropathies[J]. Journal of neurology, neurosurgery, and psychiatry, 2004, 75(12): 1765 –1767.

[18] ITOU T, ENOMOTO S, MAKITA Y, et al. [A patient of sensorimotor neuropathy with small cell lung carcinoma and anti-GM1 antibody][J]. Rinsho shinkeigaku Clinical neurology, 2002, 42(9): 878 –880.

[19] DE TONI L, MARCONI S, NARDELLI E, et al. Gangliosides act as onconeural antigens in paraneoplastic neuropathies[J]. Journal of neuroimmunology, 2004, 156(1 –2): 178 –187.

[20] WATANUKI S, KINOSHITA K, ODA A, et al. Occam's Razor or Hickam's dictum: a paraneoplastic or coincidental occurrence of lung cancer and Guillain-Barré syndrome [J]. Internal medicine (Tokyo, Japan), 2014, 53(14): 1569 –1573.

[21] SHIBATA M, UCHIDA M, TSUKAGOSHI S, et al. Anti-Hu Antibody-associated Paraneoplastic Neurological Syndrome Showing Peripheral Neuropathy and Atypical Multifocal Brain Lesions[J]. Internal medicine (Tokyo, Japan), 2015, 54(23): 3057 –3060.